HEYNE

DAS BUCH

Die erste Patientin war seine Frau, die damals schon seit über 15 Jahren an Kopfschmerzen litt. Nach der Behandlung waren die Schmerzen verschwunden. Mittlerweile hat sich die Dorn-Methode weltweit etabliert. Allein in Deutschland gibt es Hunderte von Dorn-Behandlern.

Ein nachhaltiger Erfolg der Methode hängt vom Patienten selbst ab. Mit praktischen Übungen und Anwendungsbeispielen gibt dieses Buch jedem das Mittel an die Hand, die Verantwortung für seine Gesundheit selbst zu übernehmen.

Man erhält Einblick in den ganzheitlichen Zusammenhang von Körper, Seele und Geist und dessen Einfluss auf das eigene Wohlbefinden. Ob bei der Auswahl eines geeigneten Dorn-Behandlers oder bei der Selbstbehandlung von Wirbelsäule und Gelenken – dieses Buch unterstützt auf dem Weg zu wirklicher Gesundheit.

DER AUTOR

Dieter Dorn (1938–2011) ist der Begründer der nach ihm benannten ganzheitlichen Therapie. Allein im deutschsprachigen Raum helfen mehrere hundert Ärzte, Heilpraktiker und Krankengymnasten erfolgreich ihren Mitmenschen, die unter Rückenbeschwerden leiden. Die Methode Dorn gehört mittlerweile zum festen Bestand alternativer physiotherapeutischer Heilmethoden.

DIETER DORN

DIE GANZHEITLICHE DORN METHODE

Die Sprache des Körpers verstehen
Haltung und Bewegung harmonisieren

WILHELM HEYNE VERLAG
MÜNCHEN

Die in diesem Buch vorgestellten Informationen und Empfehlungen sind nach bestem Wissen und Gewissen geprüft. Dennoch übernimmt der Verlag keinerlei Haftung für Schäden irgendwelcher Art, die sich direkt oder indirekt aus dem Gebrauch der hier beschriebenen Anwendungen ergeben. Bitte nehmen Sie im Zweifelsfall bzw. bei ernsthaften Beschwerden immer professionelle Diagnose und Therapie durch ärztliche oder naturheilkundliche Hilfe in Anspruch.

Sollte diese Publikation Links auf Webseiten Dritter enthalten, so übernehmen wir für deren Inhalte keine Haftung, da wir uns diese nicht zu eigen machen, sondern lediglich auf deren Stand zum Zeitpunkt der Erstveröffentlichung verweisen.

MIX
Papier | Fördert gute Waldnutzung
FSC® C014496
FSC www.fsc.org

Penguin Random House Verlagsgruppe FSC® N001967

4. Auflage
Taschenbucherstausgabe 08/2017

Abbildungen: Reinert & Partner, München – Doris Detre
Umschlaggestaltung: Guter Punkt GmbH & Co. KG, München
Unter Verwendung eines Fotos von © istock / thinkstock
Satz: Greiner & Reichel, Köln
Druck und Bindung: GGP Media GmbH, Pößneck

ISBN 978-3-453-70332-2

www.heyne.de

Inhalt

Vorwort

Das Wirksame ist oft ganz einfach – einfach zu verstehen und einfach anzuwenden. Man muss nur uneingeschränkt dafür bereit sein. Das gilt für vieles im Leben, und so auch für die nach mir benannte Methode, die keine Therapie ist und auch gar keine sein will.

Ein Dorn-Behandler ist ein Wegweiser: Er oder sie gibt einen Impuls, zeigt die Richtung, in die es für den Patienten weitergehen kann, und gibt ein paar Hinweise und Übungen mit auf den Weg, den der Patient von nun an selbst gehen muss. Der Erfolg einer Dorn-Behandlung ist maßgeblich davon abhängig, ob der Patient bereit ist, die Verantwortung für seine Gesundheit selbst zu übernehmen. Durch das Behandeln allein werden die Ursachen der gesundheitlichen Störung nämlich nicht beseitigt – auch mit der Methode Dorn nicht. Und selbst wenn jemand unmittelbar nach einer Dorn-Behandlung das Gefühl hat, »ein völlig neuer Mensch« zu sein, kann es passieren, dass das Wunder nicht von Dauer ist und sich die gleichen oder andere Beschwerden nach einiger Zeit erneut melden. Zu einem »völlig neuen Menschen« wird man auf Dauer nur durch Einsicht in die eigenen Fehlhaltungen, und zwar sowohl auf der körperlichen als auch auf der seelischen und der geistigen Ebene.

Dieses Buch kann Ihnen vielleicht zu dieser Einsicht verhelfen – ein Stück weit zumindest. Anders als viele andere Bücher über die Methode Dorn enthält es keine Fallgeschichten, also keine Geschichten von Menschen, die diese und jene Beschwerden hatten und durch die Methode Dorn davon befreit wurden. Vielmehr will es Sie zum Nachdenken anregen und Ihnen Zusammenhänge verdeutlichen, die Sie anders vielleicht nicht erkannt hätten. Ich wünsche mir, dass Sie es mit Freude lesen und zwischendurch auch mal schmunzeln, denn Gesundheit ist nicht nur die Abwesenheit von Krankheit und Beschwerden, sondern vor allem eine freudvolle Angelegenheit.

An dieser Stelle danke ich den Menschen, die dazu beigetragen haben, dass dieses Buch so schnell erscheinen konnte: Dr. Juliane Molitor für die Unterstützung beim Schreiben, Jan Hoffmann für seine erhellenden Karikaturen und nicht zuletzt allen Mitarbeitern des Integral-Verlags.

Dieter Dorn
Lautrach im Juni *2007*

Die Methode Dorn

Wie sie entstanden ist und wohin sie sich entwickelt hat

Die Methode Dorn ist jetzt ungefähr Mitte dreißig – genauso alt, wie ich war, als ich sie kennengelernt habe. Meine Familie bewirtschaftete ein Sägewerk und einen kleinen Bauernhof im Allgäu. Im Jahr 1973 – damals war ich 35 Jahre alt – passierte mir bei der Arbeit im Sägewerk ein Missgeschick. Ich hob einen Baumstamm ungünstig seitlich an und spürte plötzlich so etwas wie einen Riss im unteren Rücken. Danach konnte ich mich nicht mehr aufrichten und schaffte es nur noch ganz langsam und gebückt bis zum nächsten Sofa. »Das geht schon wieder von selbst weg«, dachte ich, denn so ist es ja meistens, aber diesmal ging nichts von selbst weg. Im Gegenteil, es wurde noch schlimmer. Ich kam überhaupt nicht mehr vom Sofa hoch, sondern musste mich hinunterwälzen und auf den Boden legen. Dann dauerte es eine ganze Weile, bis es mir – Millimeter für Millimeter – gelang, mich wieder auf die Beine zu stellen. »Was mache ich jetzt?«, überlegte ich. »Muss ich damit zum Arzt gehen?«

Jedenfalls bin ich nicht zum Arzt gegangen und weiß daher auch nicht, ob der mir hätte helfen können. Vielleicht hätte er mich ins Krankenhaus geschickt zur Bandscheibenoperation, oder er hätte sonst etwas mit mir gemacht, das bestimmt sehr langwierig gewesen wäre. Ich aber wollte schnell wieder arbeiten und mich normal bewegen können. Also ließ ich mich zum Müller Josef bringen, dem Schloss-Bauern in unserem Ort. Der hatte zwar keine medizinische Vorbildung, aber wenn es die Leute im Kreuz hatten und nicht mehr gerade gehen konnten – so wie ich jetzt –, gingen sie zu ihm und wurden geheilt. »Krumm kommen die Leute rein, und gerade gehen sie wieder raus.« Das war der Spruch, mit dem der Müller Josef jeden begrüßte, der zu ihm kam, so auch mich. Und was hat er gemacht? Nicht viel. Ich musste mich leicht gebeugt vor einen Tisch stellen, mit den Händen abstützen und mit einem Bein vor und zurück schwingen, während er mir mit dem Daumen ins Kreuz drückte – schon war der Schmerz weg. Es war eine Sache von wenigen Minuten.

Natürlich war ich froh, meine Schmerzen los zu sein und wieder gerade gehen zu können, aber ich war auch neugierig. »Wie hat er das wohl gemacht?«, fragte ich mich, und ihn fragte ich: »Kann man das lernen?«

Er sagte nur: »Du brauchst das nicht zu lernen, du kannst es.« Immerhin erfuhr ich noch, dass er selbst diese Griffe vor langer Zeit einer alten Bäuerin abgeschaut hatte, einer einfachen Frau, die immer in seine Stallungen gekommen war, um das Vieh zu behandeln, und die ab und zu auch einen Knecht oder eine Magd mitbehandelt hatte – Leute, die keine Zeit und wahrscheinlich auch kein Geld hatten, um wegen jedem Zipperlein zum Arzt zu gehen. Doch diese Frau hatte ich nicht mehr kennen gelernt. Seit meiner Kindheit behandelte der Müller Josef ab und zu Leute aus dem Dorf, vielleicht einen oder zwei Menschen im Monat.

Früher hatte ich mitgelacht, wenn andere sich über ihn lustig machten. Und natürlich machten sich viele über ihn lustig, die Jungen und Gesunden vor allem, die überhaupt keine Ahnung hatten, was Rückenschmerzen sind. Jetzt bewunderte ich ihn irgendwie, und es reizte mich, mehr über seine Methode zu erfahren. Also ging ich ein paar Tage nach meiner wunderbaren Heilung noch einmal zu ihm und brachte zum Dank eine Flasche Wein mit, aber viel mehr an Kontakt kam leider nicht zustande, weil der Müller Josef schwer krank war. Vier Wochen später lag er im Koma, und acht Wochen später war er tot. Ich musste mir die Methode also selbst erarbeiten – mehr durch Probieren als durch Studieren.

Meine Frau war meine erste Patientin. Sie litt seit etwa 15 Jahren unter Kopfschmerzen. Sämtliche Behandlungen waren bisher ohne Erfolg geblieben. Ein Professor aus Ravensburg hatte anhand eines Röntgenbildes festgestellt, dass es wohl an zwei Halswirbeln liegen müsse, deren Querfortsätze »zu lang« seien, sodass sie auf den Nerv drückten. Er schlug eine Operation vor, doch alles, was er darüber sagte, klang so kompliziert und abschreckend, dass wir das Gefühl hatten, nichts mehr verlieren zu können. Also beschloss ich, meine Frau so zu behandeln, wie der Müller Josef mich behandelt hatte. Dabei ging ich ganz instinktiv vor. Ich ertastete die beiden Querfortsätze mit den Fingern und drückte ganz vorsichtig, bis ich das Gefühl hatte, dass sie gleichmäßig saßen. Es funktionierte. Die Kopfschmerzen meiner Frau waren weg und sind seitdem auch nicht wiedergekommen.

Wenige Wochen später war unsere Nachbarin dran. Sie lebte allein und war immer zu uns zum Milchholen gekommen, aber irgendwann kam sie nicht mehr. Also gingen wir zu ihr rüber, um nachzuschauen, ob alles in Ordnung war. Sie lag im Bett und konnte sich nicht mehr rühren. Das ganze Bein tue ihr weh, klagte sie, und sie könne es überhaupt nicht mehr belasten. Ob ich mal nachschauen dürfe, fragte ich, denn die erfolgreiche Behandlung meiner Frau hatte mich so angespornt, dass ich dachte, ich könne vielleicht auch hier helfen. Eins sah ich auf den ersten Blick: Das schmerzende Bein war etwa fünf Zentimeter länger als das andere. Die Nachbarin wusste das nicht nur, sondern erzählte auch, dass sie wegen genau dieses Problems schon seit einem Jahr bei einem Arzt in Behandlung sei. Sie hatte Spritzen und Bestrahlungen bekommen, aber keine dieser Behandlungen war sonderlich erfolgreich gewesen.

Nach meiner Einschätzung war das schmerzende Bein im Hüftgelenk ausgerenkt. Was rausgeht, muss auch wieder reingehen, dachte ich mir und ging wieder ganz instinktiv vor. Ich hob das Bein an und schob es mit einer natürlichen Bewegung, also mit einer Bewegung, die das Bein unter normalen Umständen ganz von selbst macht, in Richtung Hüftgelenk. Dabei machte ich mir keine Gedanken über Anatomie und darüber, ob das so überhaupt funktionieren kann, sondern ging, wie gesagt, ganz instinktiv vor. Ich wollte, dass die Frau wieder schmerzfrei gehen konnte, und sie wollte das auch – nicht mehr und nicht weniger. Nach dieser Aktion waren beide Beine wieder gleich lang. Zwei Stunden später rief uns die Frau aus dem Fenster zu, sie könne jetzt wieder laufen, die Schmerzen seien weg und ich solle mir die Sache morgen noch einmal anschauen. Alles war wieder gut, und die Nachbarin ist danach noch bis ins hohe Alter jeden Tag zur Kirche gegangen – einen Kilometer über den Berg hin und genau den gleichen Weg wieder zurück.

Nach und nach behandelte ich immer mehr Menschen, die irgendwelche Probleme mit der Wirbelsäule hatten. Meist war ein Bein länger als das andere, und die Ursache dafür war in einem ausgerenkten Hüftgelenk zu suchen – wie bei unserer Nachbarin. Jeder Mensch, jede Behandlung, jeder Erfolg machte mir Mut, weiterzumachen und immer mehr dazuzulernen. Bald entdeckte ich, dass sich Menschen mit Gelenkproblemen aber auch durchaus selbst helfen können.

Gemeinsam mit den Betroffenen probierte ich Übungen und Griffe aus, die sie zu Hause selbst anwenden konnten – und die Versuche gelangen. Nun lag die Nachbehandlung in der Hand der Genesenden, und sie waren nicht mehr von mir abhängig.

Mit der Zeit bekam ich immer mehr Rückmeldungen von Menschen, deren Wirbelsäule ich behandelt hatte. Sie behaupteten, nach meiner Behandlung seien plötzlich auch ihre Herzschmerzen verschwunden oder sie könnten jetzt wieder schärfer sehen, mit der Verdauung klappe es besser und vieles mehr. Das veranlasste mich, nun doch das eine oder andere Buch zu lesen und mich auch theoretisch mit der Wirbelsäule zu beschäftigen. Bei meiner Suche stieß ich unter anderem auf das Buch des amerikanischen Arztes und Heilers J.V. Czerny, der lange in China gelebt und sich dort auch mit der einheimischen Medizin beschäftigt hatte: *Akupunktur ohne Nadeln*. Czerny schreibt unter anderem über die Verbindung zwischen Meridianen und Wirbelsäule und erklärt, warum beispielsweise ein schmerzender großer Zeh ein Hinweis darauf sein kann, dass der siebte Halswirbel verschoben ist. Es gibt aber noch viele andere Zusammenhänge zwischen Wirbeln und Organen, die ich selbst erst nach und nach kennengelernt habe. Dabei und beim Erwerb von noch mehr theoretischem Wissen über die Wirbelsäule hat mir vor allem ein Mann sehr geholfen: Dr. med. Thomas Hansen.

Seine Bekanntschaft machte ich im Jahr 1985. Dr. Hansen, der früher als Chirurg und Orthopäde in Bremen niedergelassen war, hatte seine Praxis aufgegeben und in Markt Rettenbach, zwischen Memmingen und Kaufbeuren, ein Haus für Gesundheit eröffnet, wo auch ganzheitliche Heilweisen praktiziert wurden. »Wenn man's im Kreuz hat oder in den Gelenken«, hörte er von den Leuten im Ort, »muss man zum

Dorn gehen.« Bald fand er heraus, dass der Dorn »ein medizinischer Laie« war, wie er es nannte, aber das, was er von den Leuten gehört hatte, interessierte ihn so, dass er wissen wollte, was es damit auf sich hatte. Er und seine Ehefrau hatten Rückenprobleme und haben sich von mir behandeln lassen. Anschließend beschloss Dr. Hansen, Seminare über meine Methode zu veranstalten – und die sollte ich halten, aber bitte »mit Fundament«. Also versorgte er mich mit medizinischer Literatur und klärte mich auch darüber auf, dass ich den Leuten keineswegs auf die Bandscheiben drückte, wie ich bisher immer gedacht hatte, sondern auf die Dornfortsätze der Wirbel. Erst jetzt erkannte ich, was für ein Laie ich war. Und trotzdem hatte meine Methode funktioniert!

Ich hielt also Seminare, die Leute kamen, und viele von ihnen verstanden die Methode ebenso intuitiv, wie ich damals das Wenige verstanden hatte, was der Schloss-Bauer mir noch hatte beibringen können. Auf diese Weise sprach sich die Methode herum, und immer mehr Menschen waren davon überzeugt und gaben sie weiter.

Mittlerweile ist die Methode Dorn schon längst keine Allgäuer Spezialität mehr. Sie wird in ganz Deutschland praktiziert, in vielen Ländern Europas und sogar in Australien und Südafrika. Sie ist international geworden.

Bekanntheit bringt natürlich auch Einschränkungen mit sich. Wer sich als Dorn-Therapeut bezeichnet und Dorn-Behandlungen professionell anbieten will, muss sich nach den jeweils in seinem Land geltenden Gesetzen richten. In Deutschland heißt das: Die Methode Dorn darf von Ärzten und Heilpraktikern ohne rechtliche Einschränkung praktiziert werden. Für Physiotherapeuten und Masseure gibt es Einschränkungen. Sie dürfen zum Beispiel keine Diagnosen stellen. Medizinische Laien – wie ich einer bin – dürfen nur Vorträge halten, beraten und Hilfe zur Selbsthilfe geben. Und genau das tue ich, unter anderem in diesem Buch und immer in der Hoffnung, dass Sie als Leser den größtmöglichen Nutzen daraus ziehen.

Was passiert bei einer Behandlung nach der Methode Dorn?

Die Methode Dorn ist einfach – einfach zu verstehen und einfach anzuwenden. Es handelt sich dabei um eine sanfte Methode zur Korrektur von Fehlstellungen der Wirbel und Gelenke. Falsch stehende Wirbel werden mit einem Daumendruck auf ihre Dorn- und/oder Querfortsätze in die richtige Position geschoben. Und während das geschieht, bewegen Sie als Patient sich so, dass die Muskeln, die den betreffenden Wirbel umgeben, ständig in Bewegung sind. Oder anders ausgedrückt: Sie machen eine ganz normale, natürliche Bewegung und versetzen damit die Muskeln im entsprechenden Abschnitt der Wirbelsäule in Bewegung. Das bewirkt, dass die Muskeln auf ganz natürliche Weise etwas gelockert werden und sozusagen einen Moment lang loslassen. In genau diesem Moment kann der Wirbel mit sanftem Druck wieder in die richtige Position geschoben werden. Und weil es sich um eine natürliche Bewegung handelt, ist gleichzeitig gewährleistet, dass die Muskeln nicht zu weit loslassen. Es besteht also keine Gefahr, dass der Wirbel über seine Normalposition hinaus geschoben oder gedrückt wird.

Wann darf mit der Methode Dorn behandelt werden und wann nicht?

Die Art der Behandlung setzt natürlich voraus, dass Sie als Patient noch entsprechend beweglich sind, denn Sie müssen ja aktiv an der Behandlung mitwirken. Es gibt aber auch Kontraindikationen. Nicht angewandt werden sollte die Methode Dorn

- bei Verletzungen und noch nicht verheilten Brüchen, etwa nach einem Unfall,
- bei akuten Entzündungen,
- bei Bandscheibenvorfällen beziehungsweise nach einer Bandscheibenoperation,
- bei ausgeprägter Osteoporose,
- bei Tumoren,
- bei Morbus Bechterew.

Tut die Behandlung weh?

Die Behandlung selbst verursacht keinen oder nur einen ganz kurzen Schmerz, der aber eher als wohltuend empfunden wird. Nach der Behandlung können allerdings drei Tage bis eine Woche lang Schmerzen auftreten, die ein wenig an Muskelkater erinnern. Was da weh tut, sind tatsächlich die Muskeln, denn die müssen sich erst daran gewöhnen, dass der Wirbel, den sie so lange in seiner falschen Position »gesichert« haben, nun richtig steht und sie ihn von nun an anders halten müssen.

Wie läuft die Behandlung ab?

Am Anfang einer jeden Dorn-Behandlung steht die Überprüfung und Korrektur der Beinlängen. Anschließend werden alle Beingelenke – Sprunggelenke, Kniegelenk und Hüftgelenk – einzeln überprüft und mit ein paar einfachen Handgriffen eingerichtet. Während dieser Überprüfung und Korrektur liegen Sie auf dem Rücken.

Anschließend stehen Sie leicht vorgebeugt und stützen sich mit den Händen auf der Behandlungsliege, einem Tisch oder einer Stuhllehne ab, während der Dorn-Behandler Ihre gesamte Wirbelsäule rechts und links der von außen sichtbaren Dornfortsätze mit beiden Daumen abtastet. Dabei spürt er Fehlstellungen auf und korrigiert sie, während er Sie anweist, bestimmte Bewegungen zu machen: ein Bein vor und zurück schwingen, mit den Armen pendeln, den Kopf hin und her bewegen wie beim Nein-Sagen und so weiter. Wichtig ist, dass Sie diese Bewegungen selbst machen. *Der Patient bewegt die entsprechende Muskelpartie, der Behandler schiebt den Wirbel in Position.* Das Abtasten und Korrigieren erfolgt von unten nach oben, also von der Lendenwirbelsäule zur Halswirbelsäule, wobei die obere Brustwirbelsäule und die Halswirbelsäule meist im Sitzen behandelt werden.

Nachdem die ganze Wirbelsäule auf diese Weise abgetastet und gegebenenfalls korrigiert wurde, zeigt Ihnen der Behandler vielleicht auch noch, wie Sie nicht nur Ihre Beingelenke, sondern auch die Gelenke an Armen und Fingern selbst einrichten können. Auf jeden Fall aber erklärt er Ihnen am Ende der Behandlung bestimmte Selbsthilfeübungen, die er ganz nach Ihren Bedürfnissen ausgewählt hat, macht diese einmal vor und lässt sie sich dann von Ihnen vormachen. Dabei greift er korrigierend ein, wenn das nötig sein sollte.

Dann weist er Sie darauf hin, dass Sie nach der Behandlung

- besonders viel trinken müssen (mindestens zwei Liter Wasser pro Tag),
- eine Zeit lang keine Dehn- oder Streching-Übungen machen dürfen und
- große Belastungen vermeiden sollen.

Schließlich gibt er Ihnen einen »Hausaufgabenzettel« mit, auf dem steht, welche Übungen Sie zu Hause regelmäßig machen müssen und wie Sie sich in Zukunft verhalten sollen, damit sich die Korrektur dauerhaft in Ihrem Körper etablieren kann.

Außerdem bietet er Ihnen ein Nachgespräch an, in dem Sie zum Beispiel etwas über die möglichen Hintergründe Ihrer Beschwerden erfahren können. Das ist allerdings nur ein Angebot, das Sie wahrnehmen können oder auch nicht.

Der Behandler wird Ihnen weder »psychologische« Deutungen Ihrer Beschwerden aufnötigen, wenn Sie davon gar nichts hören wollen, noch wird er Ihnen gleich einen neuen Termin geben oder Ihnen raten, sich »spätestens in einem halben Jahr« wieder durchchecken zu lassen.

Ist das alles?

Ja, das ist alles. So läuft eine Behandlung mit der Methode Dorn ab. Eher unspektakulär, nicht wahr? Das fanden viele »Dorn-Therapeuten« wohl auch. Daher wird die Methode Dorn mittlerweile gern »abgewandelt« und mit anderen Methoden oder Therapien kombiniert, was manchmal zu einer unglaublichen Verkomplizierung führt, die mit der nach mir benannten Methode nichts mehr zu tun hat. Die Methode Dorn ist einfach, das sagte ich schon, und wahrscheinlich gerade deshalb so wirksam.

Welche anderen Behandlungsmethoden passen zur Methode Dorn?

Wie ich schon sagte: Die Methode Dorn ist in sich stimmig und kann unabhängig von anderen Behandlungsmethoden eingesetzt werden. Andererseits spricht nichts dagegen, sie in Kombination mit ausgewählten Formen der manuellen Therapie anzuwenden. Die bekannteste Ergänzung zur Methode Dorn ist die Breuß-Massage.

Rudolf Breuß (1899–1990), ein österreichischer Naturheiler, beschäftigte sich unter anderem intensiv mit der Wirbelsäule und kam zu dem Ergebnis, dass die »zusammengedrückten und ausgetrockneten Bandscheiben« der eigentliche Grund für die meisten Rückenschmerzen sind. Eine ausgetrocknete Bandscheibe stellte er sich wie einen Schwamm vor, der von einem Gewicht zusammengedrückt wird. Nimmt man das Gewicht weg und gießt Wasser über den Schwamm, wird er seine ursprüngliche Dicke zurückgewinnen. Die Breuß-Massage soll bewirken, dass den Bandscheiben Flüssigkeit zugeführt wird, damit sie aufquellen wie der Schwamm. Allerdings führt man kein Wasser zu, sondern Johanniskrautöl, das auf den Rücken, vor allem im Bereich der Wirbelsäule, aufgetragen wird. Dieses Öl zieht während der Massage ein und wird sozusagen von den Bandscheiben »aufgesaugt«. Diese Massage wird meistens nach einer Dorn-Behandlung gegeben, manchmal auch vorher.

Auch mit Akupressur und anderen Massagetechniken aus der Traditionellen Chinesischen Medizin (etwa Tuina) lässt sich die Methode Dorn gut kombinieren, zumal wichtige Reizpunkte, vor allem auf dem Blasen- und Gallenblasenmeridian, während einer Dorn-Behandlung ohnehin oft »zufällig« mitbehandelt werden (siehe Seite 49).

Manche Behandlungen, die gelegentlich auch in Kombination mit der Methode Dorn angewandt werden, wirken auf einer ganz anderen Ebene, etwa die Behandlung mit Bach-Blüten, Homöopathie oder Reiki. Sie können den Heilungs- und/oder Selbsterkenntnisprozess, der durch eine Dorn-Behandlung angeregt wurde, begleiten und unterstützen. All diese Behandlungen haben eines gemeinsam: Sie regen die Selbstheilungskraft des Patienten an und bringen seine Energien in Fluss. Und das ist auch genau das, was mit der Methode Dorn letztlich bezweckt wird.

Gibt es den idealen Dorn-Behandler?

Wie finde ich jemanden, der mich nach der Methode Dorn behandelt? Das war in den Anfangsjahren der Methode die wichtigste Frage. Heute scheint es kein Problem mehr zu sein, einen »Dorn-Therapeuten« zu finden. Zahlreiche Listen kursieren im Internet, und oft braucht man nichts weiter zu tun, als die ersten Ziffern seiner Postleitzahl einzugeben, um – je nach Wohnort – eine bis sehr viele Adressen von Dorn-Therapeuten und Dorn-Beratern zu erhalten.

Das ist eine Entwicklung, die ich auf der einen Seite sehr begrüße, zeigt sie doch, dass sich die Methode mit einer Geschwindigkeit verbreitet, wie ich es selbst nie für möglich gehalten hätte. Und natürlich zeigt es auch, dass mit der Methode Erfolge erzielt werden können, denn sonst wäre diese Entwicklung ja wohl kaum möglich gewesen.

Andererseits ist eine Methode immer nur so gut wie derjenige, der sie anwendet, *und auch* wie der Mensch, der sie entgegennimmt. Letzteres spielt im Zusammenhang mit der

Thematik dieses Buches eine besonders wichtige Rolle. Wie ich auf den folgenden Seiten noch deutlich machen werde, spielt die Mitarbeit des Patienten eine entscheidende Rolle für den langfristigen Erfolg oder Misserfolg einer Behandlung nach der Methode Dorn. Doch kommen wir zunächst noch einmal auf den Behandler zurück. Er oder sie (der sprachlichen Einfachheit halber spreche ich in der Folge von »er« und »dem Behandler«, wovon sich die Damen bitte nicht abschrecken lassen sollten) muss natürlich gewisse Grundvoraussetzungen erfüllen, auf jeden Fall die folgenden:

- *Eine gründliche Ausbildung.* Leider gibt es viele »Dorn-Therapeuten«, die nicht mehr als einen Wochenendkurs absolviert haben, bevor sie die Methode anwenden. Eine solche Schmalspurausbildung genügt höchstens dann, wenn der betreffende »Therapeut« ohnehin schon viel Erfahrung mit anderen Methoden der Körperarbeit hat, zum Beispiel, weil er Masseur ist oder Physiotherapeut oder Heilpraktiker mit Schwerpunkt Körperarbeit. Die Vorbildung in anderen Bereichen der Körperarbeit kann aber auch ein Nachteil sein, denn wer schon viel weiß und kann, tendiert manchmal dazu, alles Neue im Licht des Alten zu sehen und entsprechend abzuändern. Dann hört und schaut man vielleicht gar nicht mehr so genau hin, sondern sagt sich: »Ach, das kenne ich. Das ist ja genau wie dies und das. Und außerdem macht der das falsch. Ich mache es so, wie ich es für richtig halte.« Das ist menschlich, hat aber zur Folge, dass die Methode manchmal nicht so angewandt wird, wie sie gedacht war. Bessere Schüler sind diejenigen, die entweder noch nicht so viel wissen oder aber bereit sind, ihr bisheriges Wissen für die Zeit der Ausbildung ein wenig in den Hintergrund zu stellen. Offenheit heißt das Zauberwort. Und »Ich weiß, dass ich nichts weiß« ist sowieso immer ein gutes Motto, wenn es etwas Neues zu lernen gibt. Und da sind wir auch schon beim nächsten Punkt.

- *Offenheit.* Ein guter Behandler ist offen für Sie als Patient, und zwar auf allen Ebenen. Das heißt nicht, dass er sich stundenlang Ihre Krankengeschichte anhört und Ihnen dann die Antwort gibt, die Sie hören wollen. Schon eher könnte es darauf hinauslaufen, dass er Sie mit Wahrheiten über Sie selbst verblüfft, weil er diese auf den ersten Blick Ihrer Körperhaltung entnommen hat oder gar dem Klang Ihrer Stimme am Telefon. Aber auch das wird ein guter Behandler nicht tun, denn was würde er damit erreichen? Dass Sie ihn bewundern, weil er Sie in so kurzer Zeit so absolut durchschaut hat, oder dass Sie ihn gar dafür hassen? Eine solche Art von »Patientenbindung« wäre sicherlich nicht das, was ein guter Behandler erreichen will. Ihm ist vielmehr daran gelegen, Ihnen etwas zu vermitteln, was mehr mit Gesundheit zu tun hat als mit Krankheit. Also wird er sich mit einer gewissen Sympathie und wacher Offenheit in Sie einfühlen, Ihnen vielleicht ein paar Fragen stellen und dann sein Bestes tun, um Ihnen in der Behandlung den entscheidenden Impuls zur Selbstheilung zu geben.
- *Erfahrung.* Ein guter Behandler hat natürlich viel Erfahrung, denn was nützt theoretisches Wissen, wenn man nicht genug Gelegenheit hat, es anzuwenden? Nehmen Sie mal an, Sie haben als Kind Fahrrad fahren gelernt, doch weil Sie dann aus irgendwelchen Gründen kein Fahrrad hatten, sind Sie selten mit einem gefahren. Theoretisch wissen Sie zwar ganz genau, dass es dabei um Bewegung im Gleichgewicht geht, um die Balance zwischen Mut und Angst und natürlich um Spaß. Doch leider, leider ist das bei Ihnen alles Theorie geblieben. Was es wirklich bedeu-

tet, haben Sie nie am eigenen Leib erfahren. Wie also sollten Sie jemandem Fahrrad fahren beibringen können? Ein Behandler mit viel Erfahrung wird nie auf die Idee kommen, einen Patienten wie einen anderen zu behandeln. Natürlich bleibt die Methode als solche immer gleich, aber die Menschen, denen sie helfen soll, sind alle verschieden. Wer viele, viele Menschen genau beobachtet und erfolgreich behandelt hat, wird verstehen, wovon hier die Rede ist. Und die Offenheit, von der ich oben gesprochen habe, ist bei den meisten von uns ebenfalls nicht automatisch da. Vielmehr entwickelt sie sich mit zunehmender Lebenserfahrung oder, um bei unserem Thema zu bleiben, aus der praktischen Erfahrung mit Menschen. Mit der Lebenserfahrung ist das natürlich so eine Sache. Nicht jeder lässt sich so weit auf das Leben und andere Menschen ein, dass er aus Erfahrung auch wirklich klug wird. Professionelle Helfer sollten sich darüber vielleicht mal Gedanken machen. In der Selbstfindungsszene gibt es schon das geflügelte Wort: »Ein Therapeut kann dich immer nur so weit begleiten, wie er selbst gegangen ist.« Für einen Dorn-Behandler wäre vielleicht »Nichts Menschliches ist mir fremd« ein gutes Motto.

- *Der »sehende« Daumen.* Wenige Dorn-Behandler (meinem Kenntnisstand nach etwa zwei Prozent aller Behandler) haben das, was ich den »sehenden Daumen« nenne – die intuitive Fähigkeit, auch ohne Wissen und Erfahrung genau das Richtige für den jeweiligen Patienten zu tun. Für alle anderen gilt oben Gesagtes.

Keine Frage, wer diese Grundvoraussetzungen erfüllt, ist ein guter Behandler, doch wie findet man ihn? Mundpropaganda ist hier immer noch der sicherste Weg. Wer gute Arbeit leistet und Gesundheit vermittelt, statt Krankheit zu pflegen, wird weiterempfohlen. Da braucht es kein Buch, keine Liste im Internet und kein noch so glänzend buntes Werbeblättchen.

Und was machen Sie, wenn Sie niemanden kennen, der erfolgreich mit der Methode Dorn behandelt wurde, und auch niemanden, der einen kennt, der nach Dorn behandelt wurde? Dann verlassen Sie sich am besten auf Ihren Instinkt. Sammeln Sie Adressen von Dorn-Behandlern in Ihrer Nähe und rufen Sie dort an. Wenn Sie während dieses ersten Gesprächs am Telefon wirklich wach bleiben und nicht nur Ihren Kopf einschalten, sondern auch den Bauch, werden Sie spüren, wer für Sie persönlich der ideale Behandler ist. Sagen Sie sich: »Ich suche jemanden, der mir den entscheidenden Impuls zur Selbstheilung geben kann, und ich bin bereit, meinen Teil dazu beizutragen.« Damit übernehmen Sie von vornherein einen Teil der Verantwortung für Ihre Gesundheit, und das ist viel, viel mehr, als die meisten Menschen zu tun bereit sind.

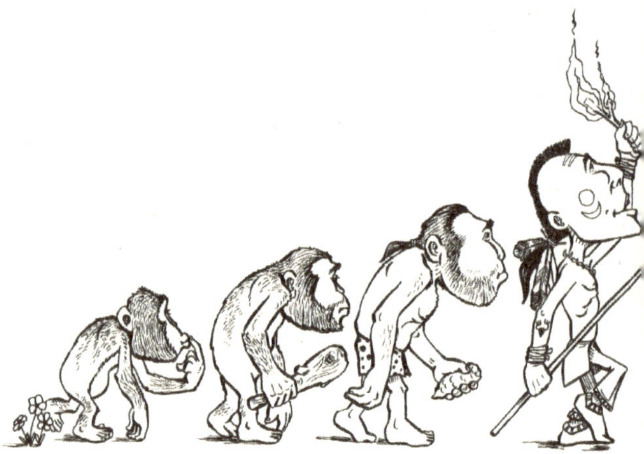

Wie wir sitzende Menschen geworden sind

Denken Sie mal kurz darüber nach, in welcher Körperhaltung Sie den größten Teil Ihres Tages verbringen und welche technischen Errungenschaften Sie dabei nutzen. Das Auto? Den Fernseher? Den Computer? Das Telefon? Das Autotelefon? Das Handy? Und welche dieser Segnungen nutzen Sie häufig gleichzeitig?

»Natürlich«, sagen Sie jetzt vielleicht, »nutze ich all diese Dinge. Ich muss doch mobil / informiert / erreichbar sein, und außerdem machen das alle so. Das ist heutzutage einfach selbstverständlich.«

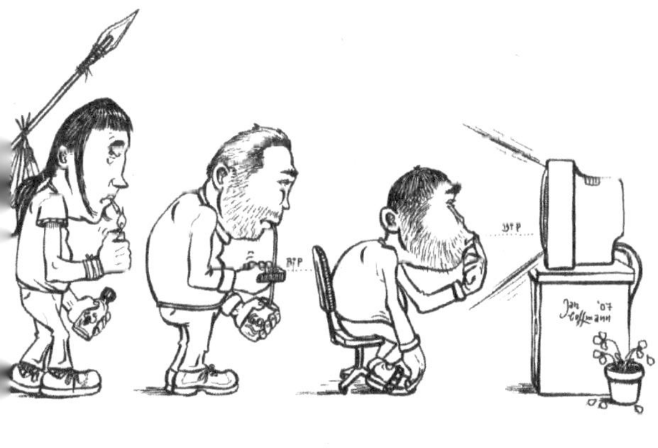

Selbstverständlich? Oberflächlich betrachtet mag das alles längst selbstverständlich und sogar höchst hilfreich sein, aber bei genauerer Betrachtung stellt es sich ein wenig anders dar. Unsere eigentlichen Bedürfnisse sind nämlich viel, viel älter als all die kleinen technischen Helfer, die uns das Leben angeblich so viel leichter machen. Werfen wir also einen kurzen Blick zurück in die Geschichte der Menschheit:

Die Menschen lebten Millionen Jahre als frei umherstreifende Jäger und Sammler.

Dann lebten sie einige tausend Jahre hauptsächlich als sesshafte Ackerbauern.

Die moderne Industriegesellschaft ist erst etwa dreihundert Jahre alt.

Die ersten Ortsgespräche über das Telefon, vermittelt durch das »Fräulein vom Amt«, waren ab 1883 möglich. Unterirdische Fernkabel für das Telefon gibt es seit 1912.

Autos, die sich (fast) jeder leisten kann, verdanken wir Henry Ford und seinem Modell T, das 1908 auf den Markt kam.

Fernseher stehen seit etwa siebzig Jahren in privaten Wohnzimmern. In den meisten deutschen Wohnzimmern haben sie sogar erst in den 1950er-Jahren Einzug gehalten.

Der erste Computer für den Hausgebrauch (IBM-PC) wurde 1981 ausgeliefert.

1983 wurde das weltweit erste kommerzielle Mobiltelefon (Handy) vorgestellt.

Bei der Lebensweise, die wir heute für selbstverständlich halten, handelt es sich also um eine ganz, ganz dünne »Zivilisationsglasur« auf einem riesengroßen Kuchen namens Menschheitsgeschichte. Mithilfe unseres hoch entwickelten Gehirns und unserer außergewöhnlichen Denkfähigkeit haben wir es zwar geschafft, uns die Natur untertan zu machen, aber leider – oder Gott sei Dank – ist unser Körper ein Teil dieser Natur geblieben und funktioniert im Prinzip immer noch genauso wie damals, als wir alle Jäger und Sammler waren.

Jäger und Sammler

Irgendwann vor drei bis fünf Millionen Jahren haben sich unsere Vorfahren aufgerichtet, um fortan nicht mehr auf vier, sondern nur noch auf zwei Beinen zu gehen. Und seitdem lebten Menschen auf der ganzen Welt ausschließlich als nicht sesshafte Jäger und Sammler. Die neuesten Forschungen des amerikanischen Anthropologen Robert Sussman haben jedoch ergeben, dass die Frühmenschen keineswegs geborene Jäger waren und dass sie ursprünglich noch nicht einmal Fleisch aßen. Vielmehr waren sie laut Sussman sehr, sehr lange Zeit Gejagte und haben sich erst im Laufe der Zeit zu Jägern und Fleischessern entwickelt. Dabei war ihnen ihre sich entwickelnde Intelligenz ebenso von Nutzen wie ihre Wendigkeit, ihre Ausdauer und ihre Fähigkeit, mit anderen Menschen als Gruppe zusammenzuarbeiten und Aufgaben den Fähigkeiten entsprechend zu verteilen. Intelligenz und Geschicklichkeit haben sich demnach aus der ständigen Bedrohung heraus entwickelt, aus der Notwendigkeit, den Angreifern zu entkommen, und nicht etwa, weil der Frühmensch das Fleisch von Tieren zum Überleben gebraucht hätte. Das nämlich hätte er mit seinen kleinen und viel zu stumpfen Zähnen gar nicht essen können. Später, nachdem der Mensch Werkzeuge entwickelt und die Nutzung des Feuers entdeckt hatte, habe sich das geändert, sagt Sussman, aber die systematische Jagd mit Waffen sei höchstens 60 000 Jahre alt (Quelle: stern.de/wissenschaft/natur: Australopithecus, Artikel vom 20. Februar 2006).

Wenn man eine Vorstellung davon bekommen möchte, wie die frühzeitlichen Jäger und Sammler vermutlich gelebt haben, kann man sich über Menschen informieren, die noch heute ein solches Leben führen, zum Beispiel die San. Die San (Buschmänner) gelten als die ältesten Bewohner des afrikanischen Kontinents, und einige wenige von ihnen leben wirklich noch auf traditionelle Weise, nämlich in nomadisierenden Kleingruppen von 40 bis höchstens 200 Personen. Bei manchen dieser Gruppen handelt es sich um einen Zusammenschluss von Verwandten, andere sind ganz nach persönlichen Vorlieben zusammengestellt. Über Gruppenbelange wird gemeinsam entschieden, spezialisierte Berufe gibt es nicht, Güter werden innerhalb der Gruppe als Geschenke verteilt, die gesammelten Nahrungsmittel und die Jagdbeute werden gerecht geteilt. Die San jagen nicht viel anders, als es ihre Vorfahren in der Steinzeit getan haben, nämlich indem sie die Spur des Beutetiers aufnehmen, es mit großer Ausdauer verfolgen – zu Fuß! – und schließlich mit Pfeil und Bogen erlegen. Andere afrikanische Wildbeuterstämme pflegen sogar eine noch ältere Form der Jagd, die völlig ohne Waffen auskommt und nur funktioniert, weil der Mensch zwar nicht unbedingt schneller laufen kann als andere Säugetiere, aber mehr Ausdauer hat als die meisten von ihnen. Die Jäger laufen einfach so lange hinter den Beutetieren (zum Beispiel Zebras oder Steinböcke) her, bis diese entkräftet zusammenbrechen. Australische Aborigines jagen Kängurus übrigens auf genau die gleiche Weise (Quelle: Interview mit Bernd Heinrich, »Spiegel special« Nr. 4/2006, Seite 33).

Im Leben eines frühzeitlichen Jägers und Sammlers kam es also offenbar vor allem auf körperliche Fähigkeiten an: Laufen, Springen, Schwimmen, Werfen, Fangen, Zielen, Treffen. Aber auch Intuition und Instinkt waren in höchstem

Maße gefragt, denn die alten Jagdmethoden beruhten darauf, dass der Jäger sich so in das Beutetier einfühlen konnte, dass er praktisch eins mit ihm wurde. Überhaupt war dieser ursprüngliche Mensch so eng mit seiner Umgebung und allen Kräften der Natur verbunden, dass er sämtliche Informationen sofort aufnehmen und dank seines Instinkts und seiner Intuition richtig deuten und verarbeiten konnte. Die Information »Gefahr!« beispielsweise versetzte seinen Körper augenblicklich in höchste Alarm- und Leistungsbereitschaft, denn wenn sie aufgenommen wurde, war es für das Überleben notwendig, zu fliehen oder zu kämpfen, und zwar sofort!

Diese Körperreaktion kennen wir heute als Stressantwort. Wir »wittern« Gefahr und reagieren augenblicklich: Die Muskeln spannen sich an, Blutdruck und Pulsfrequenz erhöhen sich, Adrenalin wird ausgeschüttet ... Ganz wie damals, als wir noch Jäger und Sammler waren. Doch was, wenn die Gefahr von einem neurotischen Chef ausgeht? Dann können wir gar nichts anfangen mit unseren angespannten Muskeln, dem hohen Blutdruck, dem heftigen Pulsschlag und all dem Adrenalin, denn die Möglichkeit zu kämpfen oder zu fliehen steht einem »zivilisierten Menschen« angesichts einer solchen Bedrohung nicht zur Verfügung.

Sesshafte Ackerbauern und wanderndes Fußvolk

Erst vor ein paar tausend Jahren begannen die Menschen, die in fruchtbaren Gegenden lebten, an den Ufern großer Flüsse zum Beispiel, Feldfrüchte und Getreide anzubauen. Das führte zur Bildung größerer Ortschaften und schließlich sogar zur Gründung von Städten, deren Bewohner alle mit den Erzeugnissen der Landwirtschaft ernährt werden konnten. Andere züchteten Tiere und zogen mit ihren Herden weiterhin umher. Eines brauchten sie allerdings beide, Ackerbauern wie Viehzüchter: Land – Felder zum Anbauen von Nahrungsmitteln und Weiden für die Nutztiere. Und weil fruchtbares Land nicht überall in unbegrenzter Menge zur Verfügung stand, zogen sie von Zeit zu Zeit aus und führten Kriege, in denen es immer um den Gewinn von Land und Bodenschätzen sowie um Macht und Einfluss ging, also kurz um Besitz, auch wenn manche behaupteten, es ginge um etwas ganz anderes. Alexander der Große führte sein Heer von Griechenland bis nach Indien. Die Kreuzfahrer zogen von Mitteleuropa bis ins Heilige Land. Und viele, viele andere zogen ebenso durch die Gegend – ein paar wenige auf Pferden und der ganze Rest zu Fuß, als Fußvolk eben.

Und das Fußvolk blieb lange gut zu Fuß. In ländlichen Gegenden war es bis vor wenigen Jahren durchaus noch üblich, kilometerlange Wege zu Fuß zurückzulegen.

Der moderne Mensch

Die Zivilisation und vor allem der Siegeszug der Technik haben letztlich dazu geführt, dass wir immer sesshafter geworden sind, und zwar im wahrsten Sinne des Wortes. Moderne Menschen sind sitzende Menschen. Und warum? Weil man im Sitzen besser denken kann? Oder besser lernen? Wohl eher nicht. Denken kann man auch im Gehen, und Auswendiglernen klappt im Gehen viel besser als im Sitzen. Dennoch: Sobald für die Kinder der »Ernst des Lebens« beginnt, müssen sie in der Schule mehrere Stunden am Tag still auf einem

Stuhl sitzen. Ihre Eltern sitzen derweil ebenfalls, und zwar in der Regel umso länger, je besser sie bezahlt werden: im Auto, im Büro, in Sitzungen, in der Kantine, beim Arbeitsessen, im Flugzeug. Und die besonders gut Bezahlten sitzen in Chefsesseln mit hohem Rücken und Armlehnen, damit sie nicht runterfallen, wenn sie sich vor lauter Erschöpfung nicht mehr aufrecht halten können.

Der Orthopäde Professor Dr. Hans Tilscher vertritt die interessante These, dass es hier nicht nur darum geht, »alles Geistige zu fördern«, sondern auch »Triebtendenzen – wie den Bewegungsdrang – zu unterdrücken«. »Ein Kollektiv«, so sagt er, »kann keine Unordnung brauchen« (Tilscher, Seite 23). Und in der Tat wurden und werden die oben erwähnten San (Buschmänner) und vor allem die Khoisan (Hottentotten) gern als Musterbilder der Unordnung hingestellt. »Hier geht's ja zu wie bei den Hottentotten!«, hat schon so mancher gestrenge Lehrer gesagt, wenn seine Schüler über Tische und Bänke gingen, statt brav hinter und auf denselben zu sitzen.

Wenn man es so betrachtet, hat das Leben in Bewegung etwas Anarchisches und schwer Kontrollierbares, während im Leben des *Homo sedens*, des sitzenden Menschen, alles seine Ordnung hat. Die Menschen erwerben Besitz und bleiben dann darauf sitzen oder auch stehen. Alles ist etabliert, niedergelassen, sicher und unter Kontrolle. Nur der Rücken leidet und ist irgendwann nicht mehr in Ordnung, denn für ihn gilt: Laufen und Liegen ist gut, Sitzen und Stehen ist schlecht.

Vielleicht sagen jetzt einige: »Aber ich tue eine Menge für meine körperliche Fitness. Ich jogge jeden Morgen eine halbe Stunde durch den Park, bei Wind und Wetter, komme, was wolle. Aber Rückenschmerzen habe ich trotzdem.«

Dann frage ich: »Macht es Ihnen Spaß, das Laufen? Oder ist es einfach eine Pflichtübung wie so vieles andere in Ihrem Leben? Nehmen Sie sich Zeit für das Unterwegssein? Oder stoppen Sie Ihre Zeit und sind wütend auf sich selbst, wenn Sie wieder mal zu langsam waren? Nehmen Sie wahr, was um Sie herum vor sich geht, während Sie laufen? Oder schalten Sie alles, was von außen auf Sie zukommen könnte, von vornherein aus und hören lieber Musik aus dem MP3-Player?«

Bestimmt gibt es auch manche, die vom Nordic Walking enttäuscht sind, weil »die Stöcke gar nicht das gebracht haben, was man mir davon versprochen hat. Und die Schuhe, in denen man angeblich geht wie ein afrikanischer Stammesangehöriger, barfuß, die haben mir auch nicht geholfen.«

Alle Methoden, Techniken und Hilfsmittel sind immer nur so gut wie der Mensch, der sie nutzt. Und während der eine fröhlich durch die Gegend wandert, ob mit oder ohne Wanderstöcke und in welchen Schuhen auch immer, leidet der andere und ärgert sich und hat überhaupt nichts davon.

Die Wirbelsäule – ein multifunktionales Wunderwerk

Biologisch gesehen sind wir Menschen Wirbeltiere – die einzigen Wirbeltiere, die ausschließlich auf zwei Beinen, also aufrecht gehen. Das hat entscheidende Folgen für unsere Wirbelsäule (*Columna vertebralis*), die senkrechte Achse unseres Körpers, die uns aufrecht hält und darüber hinaus noch eine ganze Reihe anderer Aufgaben erfüllt.

Die Säule, die uns trägt

Bleiben wir zunächst beim Aufrechthalten. Solange die Wirbelsäule diese Aufgabe noch gar nicht wahrnehmen muss, weil der Mensch weder sitzt noch steht oder geht und auch noch nicht sehr viel wiegt, hat die Wirbelsäule noch keine doppelte S-Form. Die entwickelt sich nämlich erst im Laufe der kindlichen Entwicklung unter der Last des ständig zunehmenden Körpergewichts. Die Wirbelsäule eines Embryos ist aufgrund der Haltung, die dieser im Mutterleib einnehmen muss, durchgehend nach innen gekrümmt. Das bezeichnet man als primäre Krümmung. Die Wirbelsäule von Neugeborenen hat auch noch weitgehend diese Krümmung, aber spätestens wenn das Baby den Kopf hebt und noch später, wenn es dann sitzen kann (etwa im 6. bis 9. Lebensmonat), krümmt sich die Wirbelsäule im Hals- und Lendenwirbelbereich in die Gegenrichtung. Das nennt man kompensatorische oder sekundäre Krümmung. »Kompensatorisch« bedeutet »sich anpassend« und ist insofern ein ganz wichtiger Begriff, als er etwas bezeichnet, was eine gesunde Wirbelsäule auch im Laufe des weiteren Lebens ständig macht: Sie passt sich an, gleicht aus, bringt ins Gleichgewicht. Was das in der Praxis bedeutet, werden wir in diesem Buch noch öfter erfahren.

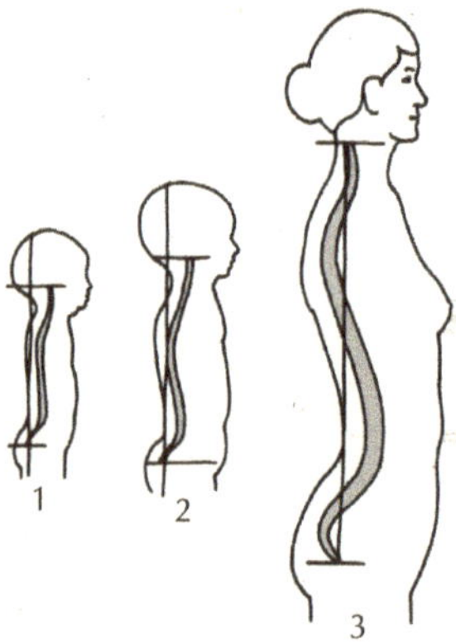

Krümmungen der Wirbelsäule
(1) eines 3 Monate alten Säuglings,
(2) eines 10 Monate alten Kindes und
(3) einer Achtzehnjährigen

Die gesunde Wirbelsäule eines erwachsenen Menschen hat vier Krümmungen: im Bereich der Hals- und Lendenwirbel nach vorn (*Lordosen*), im Bereich der Brustwirbel und des Kreuzbeins nach hinten (*Kyphosen*). Diese Krümmungen sorgen dafür, dass Stöße abgefedert und Belastungen gleichmäßig verteilt werden.

Das ist aber noch längst nicht alles, denn bestünde die Wirbelsäule wirklich nur aus 32 bis 34, teils miteinander verwachsenen Knochen, aufeinander gestapelt wie Bauklötze und durch Bandscheiben abgefedert, könnte sie keinesfalls das gesamte Gewicht eines Erwachsenen tragen, vom Wahrnehmen ihrer anderen Aufgaben ganz zu schweigen. Dass unsere Wirbelsäule so stabil, beweglich und elastisch ist und dass sie uns im Idealfall (der leider nur sehr selten auch der Normalfall ist) so mühelos aufrecht halten kann, verdankt sie vor allem der sogenannten autochthonen Muskulatur, einem System aus etwa zweihundert Muskeln, die zusammen als Rückenstrecker (*Erector spinae*) bezeichnet werden. Dieses Muskelsystem spannt die ganze Wirbelsäule regelrecht auf, ähnlich wie eine Sehne einen Bogen spannt. Und genau auf diesem Prinzip der Kombination aus Bogen (von den Wirbeln gebildete Krümmung) und Sehne (Muskeln und Bänder) basiert die ausgeklügelte Statik der Wirbelsäule.

Bogen und Sehne – die geniale Statik der Wirbelsäule

Wenn wir unsere natürliche Körperhaltung einnehmen, ist die Wirbelsäule zwischen den beiden Polen Steißbein und Atlas so aufgespannt, dass sie die ideale Grundspannung hat – sanft schwingend, weder zu stark angespannt noch zu lasch oder durchhängend. Dann sind wir im wahrsten Sinne des Wortes »gespannt wie ein Flitzebogen«, nicht etwa angespannt oder gar überspannt, wie ein Bogen, von dem gleich ein Pfeil abgeschossen wird, sondern einfach nur voll funktionsfähig und einsatzbereit. Die beste Vorstellung davon, was es mit dieser Grundspannung auf sich hat, bekommt man, wenn man Tiere beobachtet: Katzen, die minutenlang geduldig vor einem Mauseloch sitzen; Reiher, die völlig reglos im Wasser stehen, bis der richtige Fisch vorbeischwimmt; Eidechsen, die ganz still in der Sonne liegen, bis die Fliege landet. Da fließt kein bisschen Energie in unnötige Muskelanspannung, doch wenn Energie gebraucht wird, steht sie auch zur Verfügung, und zwar genau im richtigen Moment.

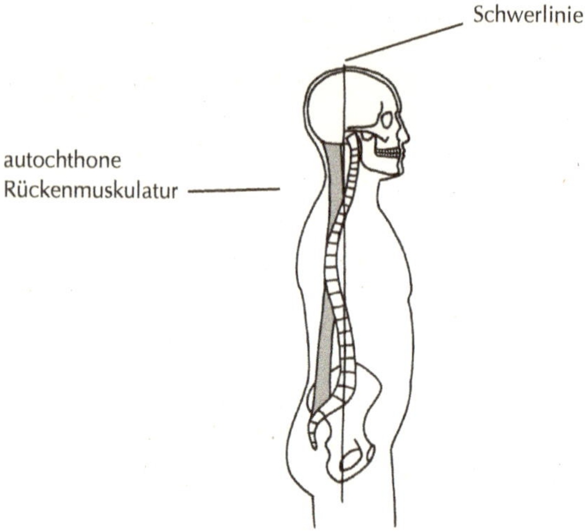

Diese Art von Präsenz kann man manchmal auch bei Erstklässlern beobachten, die aus echtem Interesse am Unterrichtsstoff und aus Liebe zur Lehrerin oder zum Lehrer voll bei der Sache sind. Diese Kinder sitzen ganz von selbst so da, wie jeder Lehrer es gern hätte: auf natürliche Weise gerade. Und das kommt nicht etwa daher, dass ihnen jemand gesagt hat: »Nun sitzt mal schön gerade.« Es ist einfach ein Spiegel dessen, was in ihrem Innern vor sich geht. Sie sind hellwach, neugierig und aufnahmebereit für alles, was in diesem Moment von außen kommt, kurzum: mit Spaß dabei und gespannt auf mehr. Eine solche innere und äußere Haltung bringt man automatisch mit Lebenslust oder Leichtigkeit des Seins in Verbindung.

Das Zentrum des Bewegungsapparats

Die Wirbelsäule stützt den Körper aber nicht nur, sondern ermöglicht ihm auch eine Vielzahl an Bewegungen. Die oben beschriebene Bogen-Sehnen-Konstruktion sorgt zum Beispiel dafür, dass die enormen Kräfte, die beim Laufen und vor allem beim Springen entstehen, mühelos abgefedert werden können. Die Wirbelsäule selbst ist aber nicht nur eine elastische Stütze für den Körper, sondern auch dessen Achse – zusammengesetzt aus sieben Hals-, zwölf Brust- und fünf Lendenwirbeln, von denen jeweils zwei ein Bewegungssegment bilden, die kleinste funktionelle Einheit dieses Systems.

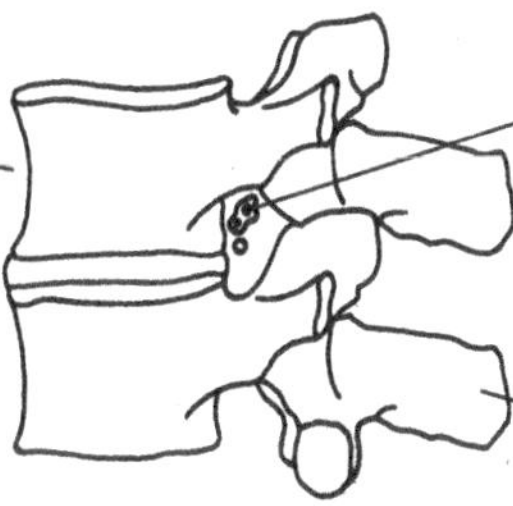

Ein solches Bewegungssegment besteht aus der gelenkigen Verbindung der beiden Wirbel, der Bandscheibe zwischen ihnen, dem Zwischenwirbelloch für den aus dem Rückenmark austretenden Nerv sowie den entsprechenden Bändern und Muskeln. Der Bewegungsspielraum zwischen den einzelnen Wirbeln ist nicht sehr groß, aber alle Bewegungssegmente zusammen ermöglichen eine erstaunliche Bewegungsvielfalt. Diese wird durch die Bänder allerdings teilweise wieder eingeschränkt, was zu einer Bewegungsspezialisierung einzelner Abschnitte führt. Am beweglichsten ist die Halswirbelsäule. Sie kann nicht nur sehr weit nach vorn, hinten und zu beiden Seiten gebeugt, sondern auch gedreht werden. Im Bereich der Brustwirbelsäule sind die umfangreichsten Seitwärtsbeugen möglich. Drehungen und Vorwärtsbeugen sind ebenfalls drin, Rückwärtsbeugen hingegen kaum. Die Lendenwirbelsäule erlaubt Vorwärts- und moderate Rückwärtsbeugen sowie Neigungen zur rechten und zur linken Seite, aber keine Drehungen.

Stoßdämpfer mit Ausgleichsmechanismus – die Bandscheiben

Über diese genialen Stoßdämpfer unseres Bewegungsapparats machen wir uns in der Regel keine Gedanken, bis wir es »an den Bandscheiben« haben oder der Arzt gar einen Bandscheibenvorfall diagnostiziert. Dabei machen diese Puffer zwischen den Wirbeln etwa ein Viertel der Gesamtlänge unserer Wirbelsäule aus. Mit zunehmendem Alter schrumpfen wir bekanntlich, was natürlich mit den Bandscheiben zu tun hat. Wäre das allein nicht schon Grund genug, sich etwas mehr für sie zu interessieren?

Bei der Bandscheibe handelt es sich – wie der Name schon sagt – um eine Scheibe mit einem gallertartigen Kern in einem festen Ring aus Faserknorpeln, der sich jeder Bewegung der Wirbelsäule optimal anpasst, ähnlich wie eine Art Gel- oder Wasserkissen. Wenn wir unsere oben beschriebene, natürliche Grundhaltung einnehmen, befinden sich die Bandscheiben in der Neutralposition. Das heißt, sie werden genau gleichmäßig von oben belastet und sind an jeder Stelle gleich dick. Bei Beugungen nach vorn, hinten oder zur Seite werden sie auf einer Seite entsprechend stark zusammengedrückt. Außerdem verlieren sämtliche Bandscheiben durch die ganz normale Belastung der Wirbelsäule im Laufe des Tages eine geringe Menge an Flüssigkeit und werden dadurch flacher. Aus diesem Grund sind wir abends bis zu drei Zentimeter kleiner als morgens. Das ist aber nicht weiter schlimm, denn in der Nacht quellen die Bandscheiben wieder auf, und zwar versorgen sie sich mit den Flüssigkeiten, die das Gewebe passiv durchdringen, also durch Diffusion.

Wer also etwas für seine Bandscheiben tun möchte, sollte möglichst viel trinken und für ein Gleichgewicht zwischen Belastung und Entlastung der Wirbelsäule sorgen. Im Klartext heißt das, für genügend Schlaf sorgen, denn wie gesagt: In der Nacht quellen die Bandscheiben wieder auf, aber nur, wenn man die Nacht schlafend oder zumindest liegend verbringt und nicht etwa in der Disco oder vor dem Computer.

Und was passiert, wenn die Bandscheiben altern oder degenerieren? Dann lässt ihr Quellvermögen nach und sie werden dünner. Das führt dazu, dass die einzelnen Wirbel enger aufeinandersitzen, wodurch die Wirbelgelenke stärker belastet werden. Außerdem sind die Bandscheiben dann weniger elastisch, kehren nach einseitiger Belastung weniger schnell und bei ständiger Fehlbelastung immer seltener in ihre Normalstellung zurück, sondern wölben sich irgendwann zwischen den Wirbeln vor und drücken auf den Nerv. Das nennt man Bandscheibenprotrusion. Wenn die Belastung noch extremer wird, kann es sein, dass der Knorpelring einreißt und der Gallertkern austritt. Das wäre dann ein Bandscheibenvorfall.

Die Wirbelsäule als Kanal für das Rückenmark

Die Wirbelsäule bildet einen schützenden Kanal für das Rückenmark, das im sogenannten Nachhirn (*Medulla oblongata*), einem Teil des Hirnstamms, entspringt und etwa auf Höhe des zweiten Lendenwirbels in die *Cauda equina* übergeht, ein dichtes Geflecht aus einzelnen Nervenfasern, die den gesamten unteren Teil des Körpers versorgen. Zusammen mit dem Gehirn bildet das Rückenmark das zentrale Nervensystem. Die 31 Spinalnervenpaare, die vom Rückenmark abzweigen, durch die Zwischenwirbellöcher austreten und sich dann verzweigen, um den Informationsaustausch mit weiter entfernten Körperpartien zu ermöglichen, gehören zum peripheren Nervensystem.

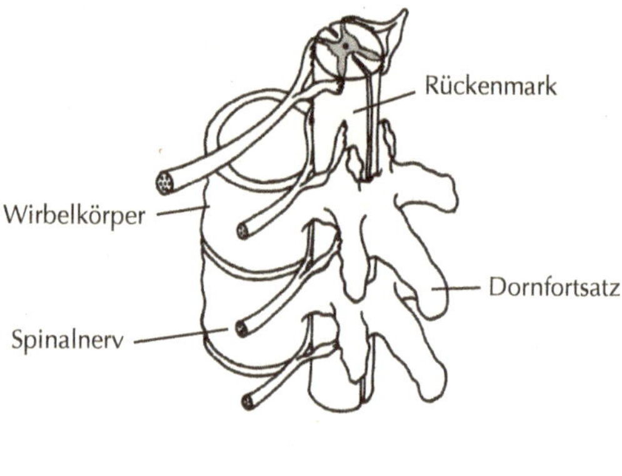

Das periphere Nervensystem besteht wiederum aus drei Teilen, dem vegetativen, dem sensorischen und dem motorischen Nervensystem. Die sensorischen Nerven übermitteln Informationen aus dem ganzen Körper ans Gehirn, während die motorischen Nerven Signale vom Gehirn zu den Muskeln transportieren und auf diese Weise willkürliche Bewegungsabläufe steuern. Das vegetative Nervensystem, bestehend aus sympathischen und parasympathischen Nerven, steuert unwillkürliche Aktionen wie Herzschlag, Atmung und Organfunktionen sowie den Umgang des Körpers mit Stress. Die sympathischen Nerven treten im Bereich des Brustkorbs und der oberen Lendenwirbel aus und wirken stimulierend. Die parasympathischen Nerven entspringen im Hirnstamm und im Kreuzbeinbereich, also am oberen und unteren Ende der Wirbelsäule, und sind eher in Ruhe, also beispielsweise im Schlaf aktiv.

Der Abbildung auf der Seite 44 können Sie entnehmen, welche Körperbereiche von welchen Spinalnerven versorgt werden.

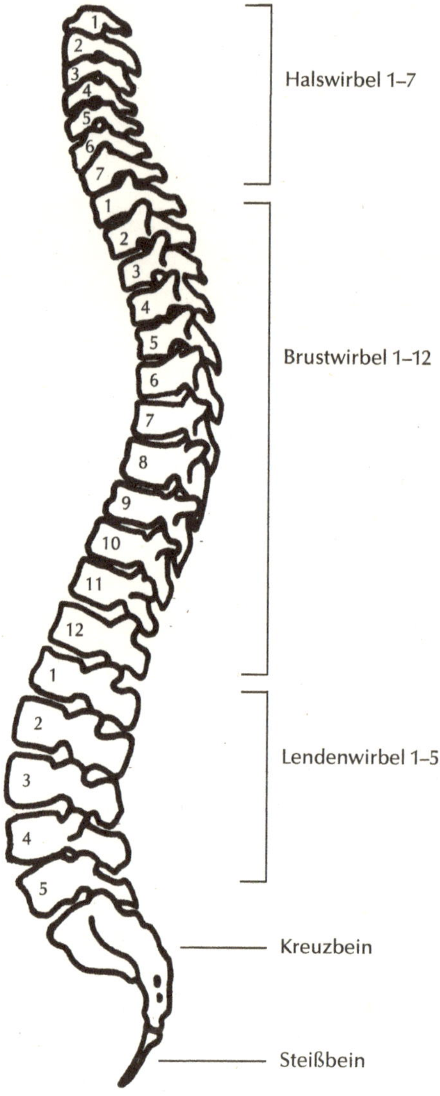
Halswirbel 1–7
Brustwirbel 1–12
Lendenwirbel 1–5
Kreuzbein
Steißbein

Halswirbel		
	1	Gehirn, Blutzufuhr zum Kopf, Blutdruck, Hypophyse
	2	Nebenhöhlen, Augen, Ohren, Zunge
	3	Wangen, Zähne, Ohren, Gesichtsknochen
	4	Mund, Nase, Ohrtrompete
	5	Stimmbänder, Rachenhöhle
	6	Nacken- und Schultermuskulatur, Mandeln
	7	Schultern, Ellbogen, Schilddrüse
Brustwirbel		
	1	Unterarme und Hände, Luftröhre, Speiseröhre
	2	Herzklappen, Herzkranzgefäße
	3	Brustkorb, Lungen, Bronchien, Rippenfell
	4	Galle und Gallenblase
	5	Leber, Blut, Sonnengeflecht
	6	Magen
	7	Zwölffingerdarm, Bauchspeicheldrüse
	8	Milz, Zwerchfell
	9	Nebennieren
	10	Nieren
	11	Nieren, Harnleiter, Haut
	12	Dünndarm, Eileiter
Lendenwirbel		
	1	Dickdarm
	2	Bauch, Oberschenkel, Blinddarm
	3	Blase, Knie, Geschlechtsorgane, Gebärmutter
	4	Prostata, Ischiasnerv, untere Rückenmuskeln
	5	Unterschenkel, Füße
Kreuzbein		Hüfte, Hüftgelenke, Gesäßmuskeln
Steißbein		Enddarm, After

Die folgende Tabelle gibt einen Überblick über einige Beschwerden, die durch eine Fehlstellung der betreffenden Wirbel ausgelöst und über deren Korrektur behandelt werden können.

1. Halswirbel	zu niedriger oder zu hoher Blutdruck, Kopfschmerzen, Migräne, chronische Müdigkeit oder Schlaflosigkeit, Schwindel, halbseitige Lähmungserscheinungen
2. Halswirbel	Augenprobleme, vor allem Altersweitsichtigkeit; Probleme mit den Nebenhöhlen, Sprachstörungen
3. und 4. Halswirbel	Probleme mit Zähnen und Ohren, auch Tinnitus; Akne
5. Halswirbel	Halsschmerzen, Heiserkeit, Kehlkopfentzündungen
6. Halswirbel	Mandelentzündungen, Arm- und Schulterschmerzen
7. Halswirbel	Schilddrüsenprobleme; Depressionen und Ängste
1. Brustwirbel	Tennisarm, Sehnenscheidenentzündung
2. Brustwirbel	Herzbeschwerden, Ängste, zu niedriger oder zu hoher Blutdruck

3. Brustwirbel	Bronchitis, Lungenentzündung, Atembeschwerden, trockener Husten
4. Brustwirbel	Gallenbeschwerden, Gelbsucht; seitliche Kopfschmerzen
5. Brustwirbel	Leberprobleme, niedriger Blutdruck, Blutarmut, Kreislaufschwäche, Gürtelrose, Müdigkeit
6. Brustwirbel	Magenbeschwerden
7. Brustwirbel	Diabetes, Verdauungsbeschwerden, häufiger Schluckauf
8. Brustwirbel	Milzprobleme, Immunschwäche
9. Brustwirbel	Allergien, gestörte Hormonproduktion in den Nebennieren
10. Brustwirbel	Nierenprobleme, Hautprobleme
11. Brustwirbel	Hauterkrankungen, Bettnässen
12. Brustwirbel	Blähungen, Wachstumsstörungen
1. Lendenwirbel	Darmprobleme wie Verstopfung oder Durchfall, Kolitis, Darmblutungen
2. Lendenwirbel	Übersäuerung, Bauchkrämpfe, Blinddarmprobleme, Krampfadern

3. Lendenwirbel	Schwangerschaftsstörungen, Menstruationsprobleme, Wechseljahresbeschwerden, Impotenz, Blasenleiden, Knieschmerzen, Bettnässen
4. Lendenwirbel	Ischias, Hexenschuss, Prostataprobleme
5. Lendenwirbel	Durchblutungsstörungen, Schwellungen und Krämpfe in Füßen und Unterschenkeln
Kreuzbein und Steißbein	Schmerzen in Beinen und Füßen, Ischias, chronische Verstopfung, Unterleibsprobleme; Hämorrhoiden

Mit allem, was ich Ihnen bisher über die Wirbelsäule gesagt habe, bewege ich mich im Bereich dessen, was Dr. Hansen als »Fundament« bezeichnet hat: Grundkenntnisse der Anatomie. Ich betone ausdrücklich, dass es sich um Grundkenntnisse handelt. Jeder ausgebildete Physiotherapeut, jeder Masseur und natürlich jeder Arzt hat bedeutend mehr theoretisches Wissen über Anatomie und Physiologie des Bewegungsapparats. Und wenn auch Sie mehr darüber erfahren möchten, rate ich Ihnen, sich entsprechende medizinische Bücher zu besorgen. Im Literaturverzeichnis sind ein paar davon aufgelistet, aber es gibt natürlich noch viele, viele mehr, die auch für medizinische Laien verständlich sind. Solche Bücher zu studieren und sich die exakten anatomischen Abbildungen darin anzuschauen, kann sehr interessant sein. Und wer viel liest, weiß bekanntlich mehr als andere und kann diese vielleicht sogar kurzfristig mit seinem Fachwissen beeindrucken. Doch letztlich muss sich alles theoretische Wissen als in der Praxis anwendbar erweisen, sonst nützt es nämlich gar nichts. Das wird Ihnen sicher auch jeder Medizinstudent bestätigen können, der sein Examen gerade mit Auszeichnung bestanden hat und sich nun als Arzt im Praktikum bewähren muss. Lebendige Menschen »funktionieren« nun mal nicht immer wie im Lehrbuch, und wenn man ihnen helfen will, wird man nicht darum herumkommen, sich eingehend mit jedem Einzelnen von ihnen zu beschäftigen.

Energieleitbahnen entlang der Wirbelsäule

Das Einrichten der Wirbelsäule bringt manchmal auch Beschwerden zum Verschwinden, die ganz offenbar weniger mit den entsprechenden Spinalnerven zu tun haben als mit dem Verlauf bestimmter Meridiane, vor allem mit dem Blasenmeridian und dem Gouverneursgefäß, auch Leitbahn der Steuerung genannt. Dieses Thema wurde schon in vielen Büchern über die Methode Dorn mehr oder weniger ausführlich behandelt, wenn auch vielleicht nicht so, wie ein Experte für Akupressur es behandelt hätte. Das kommt ganz einfach daher, dass die Mitbehandlung der Meridiane kein Teil der Methode Dorn ist, sondern sich rein »zufällig« ergeben hat (vgl. Seite 15). Wer die Methode Dorn wirklich ganz gezielt mit Verfahren wie Akupressur oder Tuina in Verbindung bringen will, sollte sich zunächst intensiv mit den Prinzipien der Traditionellen Chinesischen Medizin (TCM) auseinandersetzen, einem System, das von ganz anderen Voraussetzungen ausgeht als unsere moderne westliche Medizin. Eine kurze Gegenüberstellung der beiden Medizinsysteme kann vielleicht verdeutlichen, worin die wichtigsten Unterschiede bestehen.

	Traditionelle Chinesische Medizin	Schulmedizin
Grundlage	der Taoismus, eine Naturphilosophie, die um das Leben im Einklang mit dem ständigen Wandel in der Natur kreist (3000 – 4000 Jahre alt)	eine moderne Wissenschaft, basierend auf dem mechanistischen Weltbild Isaac Newtons (17. Jahrhundert)
Sicht des menschlichen Körpers	betrachtet den Körper als Mikrokosmos, in dem sich alle Vorgänge im Kosmos widerspiegeln	betrachtet den Körper als mechanisches Modell
im Zentrum der Betrachtung stehen	der lebende und sich bewegende Körper mit seinen Gefühlen, seinen Gewohnheiten und seinem Umfeld	morphologische, physikalisch-chemische und biologische Messwerte und Befunde

	Traditionelle Chinesische Medizin	Schulmedizin
beurteilt wird	der energetische Zustand des Patienten	ob eventuell krankhafte Veränderungen oder Fehlfunktionen vorliegen
Vorzüge / Ziele	Ziel ist ein harmonisches Fließen der Lebensenergie und die Gesunderhaltung des Menschen auf allen Ebenen; eher eine Präventivmedizin	unübertroffen in der Erkennung und Behandlung fortgeschrittener, oft lebensgefährlicher Krankheiten

Mindestens ein Punkt auf der Seite der TCM trifft auch für die Methode Dorn zu. Auch für einen Dorn-Behandler sollte die Betrachtung des »sich bewegenden Körpers mit seinen Gefühlen« im Zentrum der Aufmerksamkeit stehen. Dieser Körper spricht eine sehr deutliche Sprache, die aber leider nicht mehr von allen verstanden wird. Deshalb ist dieses Buch vor allem eine Art Sprachlehrbuch. Es vermittelt Ihnen die Grundkenntnisse jener Sprache, die zur Weltsprache Nummer eins werden könnte, wenn wir alle offen dafür wären und uns die Zeit nehmen würden, genau zu beobachten, wie sich das Leben vor unseren Augen entfaltet.

Metaphysik der Wirbelsäule

Was macht uns zu lebenden Wesen? Nicht die Substanz, nicht die Materie, aus der wir bestehen, sondern vielmehr die Energie, die das alles belebt und in Bewegung bringt. Nach jüdischer, christlicher und islamischer Auffassung ist diese Energie ein Teil von Gott. »Am Anfang ... schwebte der Geist Gottes über dem Wasser« (1. Moses 1). Wir wissen, dass Gott das Licht von der Finsternis getrennt hat und das Wasser vom Trockenen, um dann alles zu erschaffen, was lebt. Die Menschen hat er sogar »nach seinem Bilde« geschaffen – als Mann und Frau – und ihnen seinen Odem eingehaucht. Und nun wohnt dieser Geist Gottes als Seele in uns, bis der Körper stirbt und die Seele zu Gott zurückkehrt. Der Mensch wurde nach Auffassung der Bibel von Gott erschaffen, damit er »sich die Erde untertan« mache. Davon ist in den älteren östlichen Systemen nicht die Rede. Dort ist der Mensch einfach ein Teil der Natur, allerdings einer, der mit ganz besonderen Fähigkeiten ausgestattet wurde.

Die Chinesen glauben, dass das ganze Universum aus Lebensenergie (*Qi*) besteht, die sich irgendwann sammelt und Materie wird. Wenn sie sich sammelt, entsteht zum Beispiel unser physischer Körper. Wenn sie sich zerstreut, stirbt er. Doch solange der Mensch lebt, fließt diese Energie in Leitbahnen (*Meridianen*) durch seinen Körper und belebt diesen, genau wie das Wasser in Flüssen und Bächen durch eine Landschaft fließt und diese belebt.

Die indische Auffassung ist ähnlich. Hier heißt das unendliche Bewusstsein, das wir Gott nennen würden, *Prakriti Shakti*. Diese Energie manifestiert sich im Menschen als *Kundalini Shakti* oder Schlangenkraft, eine Art statische Kernkraft, die am Ende der Wirbelsäule zusammengerollt schläft, bis sie erweckt wird. Außer dieser statischen beziehungsweise zunächst passiven Kraft gibt es noch zwei aktive Kräfte: die Lebenskraft (*Prana*) und den denkenden, unterscheidenden Geist (*Chitta*). Prana wird mit dem Atem – Odem – in Verbindung gebracht und durchfließt den Körper in Energiebahnen (*Nadis*), die den Meridianen vergleichbar sind. In Zusammenhang mit der Wirbelsäule sind aber vor allem die drei Hauptkanäle *Ida*, *Pingala* und *Sushumna* interessant. Sushumna verläuft mitten durch die Wirbelsäule vom Kreuzbein/Steißbein-Bereich bis ins Gehirn und bildet den Kanal, in dem die Kundalini aufsteigt, nachdem sie geweckt wurde. Links davon entspringt Ida, der Kanal, der Prana durch das linke Nasenloch aufnimmt. Er entspricht den parasympathischen Nerven und ist eher beruhigend und kühlend wie der Mond. Pingala, der Kanal, der Prana durch das rechte Nasenloch aufnimmt, entspricht den sympathischen Nerven und ist eher aktivierend, antreibend und voller Hitze wie die Sonne. Entlang der Wirbelsäule liegen sechs der insgesamt sieben *Chakras*. Das sind Zentren, in denen die Lebensenergie gesammelt, transformiert und verteilt wird. Das siebte Chakra liegt über dem Scheitel des Kopfes und stellt sozusagen unsere Verbindung zum Kosmos oder zum Himmel dar, während wir über das erste Chakra mit der Erde verbunden sind.

Wenn man die einzelnen Systeme auf ihre Kernpunkte zurückführt, sind die Unterschiede zwischen ihnen gar nicht so groß, wie es zunächst den Anschein haben mag. Es geht immer darum, das Wunder des im Menschen pulsierenden Lebens zu erklären und natürlich auch, warum die Lebenskraft so oft geschwächt und der Mensch nicht mehr in Harmonie ist. Nehmen wir ein ganz einfaches Bild, um das Grundprinzip zu erläutern.

Der Mensch als »Krone der Schöpfung« zeichnet sich durch drei Dinge aus:

- den aufrechten Gang,
- den freien Willen im Sinne von Willenskraft sowie
- den denkenden und unterscheidenden Geist.

Der aufrechte Gang hat dem Menschen zwei entscheidende Vorteile beschert: (1) Er hat die Hände frei zum Handeln, und (2) sein Gehirn konnte sich zum komplexesten Organ entwickeln, das die Natur je hervorgebracht hat. Dass der Mensch beide Gaben nicht immer zu seinem eigenen Nutzen und schon gar nicht zum Nutzen der Menschheit oder der Natur eingesetzt hat, steht auf einem anderen Blatt. Aufgrund seines aufrechten Ganges und seiner besonderen Gaben hat der Mensch die Chance, eine Verbindung zwischen Himmel und Erde herzustellen. Er kann mit beiden Beinen fest auf der Erde stehen – mitten im Leben – und gleichzeitig mit dem Kopf im Himmel sein. *Kann* wohlgemerkt, denn er hat die Freiheit, aber auch die Qual der Wahl, ja, er kommt überhaupt nicht daran vorbei, sich in jedem Moment neu zu entscheiden. Und wann immer er sich für etwas entscheidet, entscheidet er sich automatisch gegen etwas anderes.

Das bedeutet Leben in der Polarität, und als verkörperte Wesen leben wir nun einmal in einer Welt der Gegensätze. Wir sind ständig aufgefordert, ein Gleichgewicht herzustellen zwischen Müssen und Mögen, Wunsch und Wirklichkeit, Verstand und Gefühl.

Wie gut wir diese Aufgabe lösen, lässt sich zum Beispiel am Zustand unserer Wirbelsäule ablesen.

Ein Mensch, der an einem ungeliebten Arbeitsplatz und unter Kollegen, die er »nicht ausstehen« kann, den ganzen Tag nur seine Pflicht tut und sich abends vor dem Fernse-

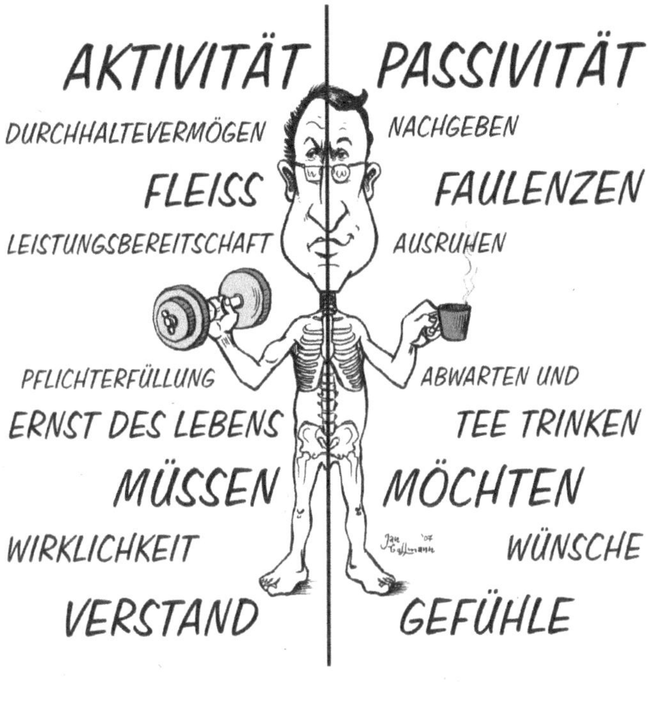
AKTIVITÄT
PASSIVITÄT
DURCHHALTEVERMÖGEN
NACHGEBEN
FLEISS
FAULENZEN
LEISTUNGSBEREITSCHAFT
AUSRUHEN
PFLICHTERFÜLLUNG
ABWARTEN UND
ERNST DES LEBENS
TEE TRINKEN
MÜSSEN
MÖCHTEN
WIRKLICHKEIT
WÜNSCHE
VERSTAND
GEFÜHLE

her »entspannt«, wird natürlich schneller Rückenprobleme bekommen als einer, der morgens gern zur Arbeit geht und nach Feierabend auch noch was mit sich und anderen anfangen kann.

Das mit der Freiheit der Wahl betrifft natürlich auch unsere Entscheidung für oder gegen Gesundheit. Der 1994 verstorbene Kabarettist Jürgen von Manger sagte einmal: »Gesundheit und Krankheit ham ein's gemeinsam ... Is beides viel Einbildung.« Mit anderen Worten: Die Entscheidung für Gesundheit oder Krankheit wird im Kopf getroffen. Jeder von uns hat die Wahl. In dem oben geschilderten Fall steht der Betroffene eindeutig vor der Entscheidung, die Situation oder seine Einstellung dazu grundlegend zu verändern oder sich weiterhin niederdrücken zu lassen, dann aber auch weiterhin Rückenschmerzen zu haben.

Stimmt die Basis?

Ob Sie mit beiden Beinen sicher und aufrecht auf der Erde stehen und durchs Leben gehen können, sprich, ob Ihre Beine gleich lang sind, ist das Erste, was jeder Dorn-Behandler untersucht. Es kommt nämlich sehr häufig vor, dass eben dies nicht der Fall ist. Und wenn es nicht der Fall ist, ist die Beinlängendifferenz in der Regel auf eine Fehlstellung in einem oder mehreren Beingelenken zurückzuführen beziehungsweise auf die Vergrößerung eines oder mehrerer Gelenkspalte. So etwas bezeichnet man als funktionelle Beinlängendifferenz – im Gegensatz zur anatomischen Beinlängendifferenz, die zum Beispiel auf einen Unfall, einen schlecht verheilten Knochenbruch in der Kindheit, angeborene Fehlbildungen oder bestimmte Erkrankungen zurückgehen kann.

Was macht der Behandler?

Damit der Dorn-Behandler Ihre Beinlängen überprüfen kann, brauchen Sie noch nicht einmal Ihre Kleider und/oder Ihre Schuhe abzulegen. Sie legen sich einfach so entspannt, wie es Ihnen möglich ist, auf den Rücken, und zwar auf eine Behandlungsliege oder einen Tisch. Das mit der Entspannung dürfte Ihnen wesentlich leichter fallen, wenn Sie wissen, dass diese

Untersuchung auf keinen Fall irgendwelche Schmerzen verursacht. Der Behandler stellt sich ans Fußende der Liege oder des Tischs, fasst Ihre Füße an den Knöcheln, wobei die Daumen auf den Absätzen der Schuhe liegen, und hebt Ihre gestreckten Beine an, wobei er sie etwas spreizt und im Halbkreis erst nach außen und dann nach oben führt (das nimmt eventuelle Restspannung aus den Beinen), bis sie in einem Winkel von etwa 60 Grad zur Unterlage stehen.

Dabei lassen Sie die Knie durchgedrückt und die Beine gestreckt, aber nicht mit aller Gewalt, sondern ohne jede Anstrengung. Das ist unter anderem deshalb wichtig, weil Sie beim Anheben der Beine nicht mithelfen dürfen. Sie lassen Ihre Beine anheben und bleiben dabei völlig passiv, denn alles, was Sie aktiv tun würden, könnte das Ergebnis verfälschen.

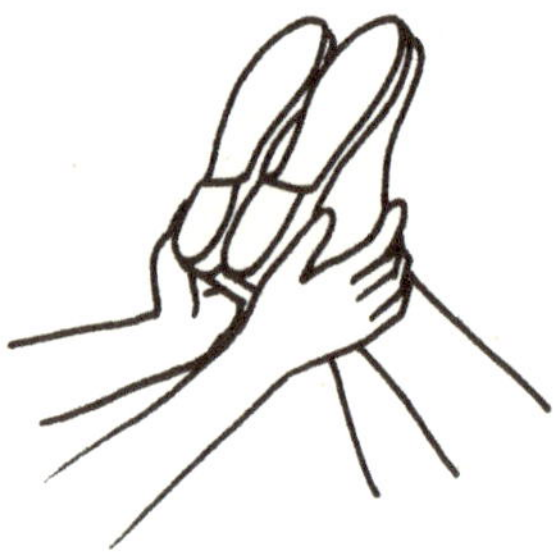

Es gibt zwei Gründe, warum Ihre Beine für diese Überprüfung angehoben werden. Würden Sie stehen oder mit ausgestreckten Beinen und vielleicht noch im Hohlkreuz liegen, könnte es sein, dass die Beinlängendifferenz durch einen leichten Schiefstand der Hüfte ausgeglichen wird. Wenn die Beine jedoch angehoben werden, liegt das Kreuzbein automatisch flach auf der Unterlage auf, das Gewicht des Körpers liegt ganz auf dem Rücken und die Beine stehen sozusagen für sich allein und völlig unbelastet in der Luft. Außerdem werden Ihre Beine angehoben, damit Sie selbst sehen können, um wie viel länger eines im Vergleich zum anderen ist. Und das können Sie natürlich am besten erkennen, wenn Sie die Absätze Ihrer Schuhe vor Augen haben. Deshalb haben Sie die Schuhe anbehalten. Der Test funktioniert natürlich ebenso gut mit nackten Füßen.

Es ist ein Grundprinzip der Dorn-Behandlung, den Menschen, der behandelt wird, stets mit einzubeziehen. Er soll immer genau wissen, wie sein Zustand aktuell ist, was mit ihm gemacht wird und was er selbst dazu beitragen muss, damit die Korrektur, die der Behandler an ihm vorgenommen hat, auch dauerhaft wirksam bleiben kann. Ein Mensch, der mit eigenen Augen gesehen hat, wie groß seine Beinlängendifferenz ist und wie sich das innerhalb kürzester Zeit ändern lässt, wird eher bereit sein, die für eine dauerhafte Korrektur notwendigen Übungen zu machen, als einer, der gar nicht so genau wissen will, was da mit ihm geschieht, weil er denkt: »Der Behandler wird's schon richten.« Letzteres wäre nichts Neues, denn das machen wir beim Arzt ja auch alle gern: die Verantwortung für unseren eigenen Körper und unsere Gesundheit an jemanden abgeben.

Beim Heben der Beine liegen die Daumen des Behandlers, wie gesagt, in der Mitte der Schuhabsätze beziehungsweise auf den Fersenbeinhöckern und üben einen leichten Druck auf diese aus. Dann kann sowohl der Behandler als auch derjenige, der behandelt wird, die Beinlängendifferenz an den Daumen ablesen, wo sie meistens ganz deutlich zu erkennen ist.

Warum der Beinlängentest so wichtig ist

Man kann nicht nur sagen, dass fast alle Menschen mit Rückenproblemen unterschiedlich lange Beine haben, sondern sogar, dass unterschiedlich lange Beine geradezu ein Kennzeichen des *Homo sedens* sind, des sitzenden Menschen, zu dem wir uns fast alle entwickelt haben. Beinlängendifferenzen von unter sechs Millimetern gelten bei Orthopäden übrigens als durchaus normal und nicht behandlungsbedürftig, aber selbst Differenzen von bis zu vier Zentimetern, wie sie beim westlichen Zivilisationsmenschen sehr häufig zu beobachten sind, verursachen manchmal Beschwerden, die man nicht unbedingt in Zusammenhang damit bringen würde, da sie ja vom Körper kompensiert werden, und das oft über einen sehr langen Zeitraum. Diese Fähigkeit unseres Körpers zur Kompensation ist einerseits natürlich erfreulich und ein Zeichen für seine Selbstheilungskraft, hat aber andererseits erhebliche Auswirkungen auf die Statik unserer Wirbelsäule, die, wie man der Schemazeichnung auf S. 61 entnehmen kann, ganz entscheidend von den Beinlängen beziehungsweise von der Stellung des Kreuzbeins im Becken abhängig ist. Ein am Scheitel des Kopfes angebrachtes Lot fällt im Idealfall durch die gesamte Wirbelsäule mit Kreuzbein und Steißbein genau zwischen die hüftgelenkbreit stehenden Füße. Außerdem kann man – ebenfalls im Idealfall – beim stehenden Menschen eine gerade Linie vom Hüftgelenk durch das Kniegelenk bis zum Sprunggelenk ziehen (siehe Abbildung Seite 61).

Wenn die Beine nun ungleich lang sind, aus welchen Gründen auch immer, ist automatisch auch die Statik gestört und der Körper muss dies kompensieren, was auf Dauer natür-

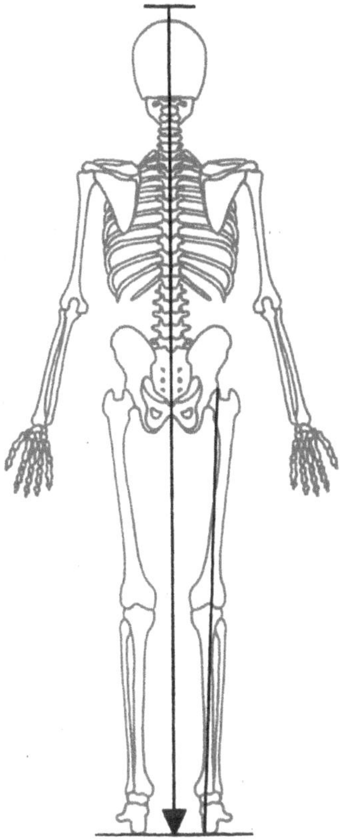

lich seinen Tribut fordert. Rückenschmerzen, vom Kreuzbein bis zum Schultergürtel, Kopfschmerzen und das Verrutschen einzelner Wirbel bis hin zur Skoliose sind mögliche Folgen.

Für funktionelle Beinlängendifferenzen können, wie oben schon gesagt, Fehlstellungen oder Gelenkspaltvergrößerungen in den Beingelenken verantwortlich gemacht werden, von denen wir insgesamt sechs haben, drei an jedem Bein. Mit diesen Gelenken beschäftigt sich der Dorn-Behandler als Nächstes, und zwar von unten nach oben. *Behandelt wird übrigens immer das längere Bein.*

Die Sprunggelenke

Das, was von Laien oft einfach als Sprunggelenk bezeichnet wird, ist in Wirklichkeit ein komplexes Gebilde aus oberem und unterem Sprunggelenk. Das obere Sprunggelenk ist ein Scharniergelenk mit einem Bewegungsumfang von bis zu 90 Grad. Das heißt: Sie können Ihre Fußspitzen in Richtung Schienbein ziehen und über die Normalstellung in Richtung Fußsohle drücken und dabei maximal einen Winkel von 90 Grad beschreiben.

Das untere Sprunggelenk ist an sämtlichen Kombinationsbewegungen des Fußes beteiligt und unter anderem dafür verantwortlich, dass man den Fuß sowohl nach innen als auch nach außen drehen und auch auf schrägen beziehungsweise unebenen Flächen fest aufsetzen kann. Auf diese Weise ist ein sicherer Stand unter normalen Bedingungen stets garantiert.

Beugung und Streckung der Sprunggelenke und der anderen Fuß- und Zehengelenke werden von Muskeln, Sehnen und besonders starken Bändern kontrolliert. Diese Bänder fangen übrigens einen großen Teil der Körperlast ab, wenn der Mensch aufrecht steht, denn dann liegt die Schwerkraftlinie des Körpers vor dem oberen Sprunggelenk und der Mensch würde in den Sprunggelenken nach vorn kippen, wenn die Bänder nicht den größten Teil seines Gewichts abfangen würden.

Zu Fehlstellungen im Sprunggelenk kann es kommen, wenn die Bänder überdehnt werden, meist durch Umknicken. Es gibt aber auch angeborene Fehlstellungen wie den Klumpfuß und Fehlstellungen, die auf schwache Muskeln zurückgehen (Platt-, Senk- und Knickfuß).

Was sagt der Körper?

In Kombination mit anderen Fußgelenken bieten uns die Sprunggelenke ein enormes Spektrum an Bewegungsmöglichkeiten, das man bei spielenden Kindern sehr gut beobachten kann. Mithilfe der Sprunggelenke kann man zum Beispiel

- im Laufen abbremsen, indem man die Fersen in den Boden rammt und den Vorderfuß hochzieht,
- auf den Zehenspitzen tippeln wie eine Prinzessin oder eine Ballerina,
- sich viel größer machen, als man in Wirklichkeit ist,
- die Füße im Sitzen an den Knöcheln so umeinander schlingen, dass man gar nicht mehr aufstehen kann oder sofort auf die Nase fällt, wenn man es versucht,
- sich irgendwo verankern, zum Beispiel in den Ästen des Baumes, den man gerade bestiegen hat.

Viele von uns spielen die Kinderspiele auch dann noch weiter, wenn sie schon längst erwachsen sind, dann allerdings meist nicht mehr bewusst. Und damit beginnt so manches Problem. Nicht die Haltung selbst schadet (wenn das so wäre, könnten wir sie überhaupt nicht einnehmen), sondern die Tatsache, dass wir darin erstarren und es noch nicht einmal merken.

- Wer seine Füße gewohnheitsmäßig um die Beine des Stuhles schlingt, auf dem er sitzt, ist sich natürlich nicht bewusst, dass er damit signalisiert: Hier bringt mich so schnell keiner weg. Mit »hier« kann alles Mögliche gemeint sein: der Stuhl (eher selten), die Position, die Meinung ... Oft zeigt diese Haltung aber auch nur an, dass sich jemand so in eine Sache »verhakt« hat, dass er ganz davon absorbiert wird. Diese Haltung kann man oft bei den typischen Computer-Kids beobachten. Sie lassen sich so sehr auf die virtuelle Welt ihrer Computerspiele ein, dass sie allen Grund haben, sich am Stuhl anzuklammern, wenn sie nicht »eingesaugt« werden wollen.

- Wer seine Füße im Sitzen über den Knöcheln kreuzt, stellt sich sozusagen selbst ein Bein und hält unbewusst etwas zurück.
- Wer im Sitzen die Fersen auf den Boden stemmt und die Zehen nach oben zieht, bremst innerlich oder sperrt sich gegen das, was ihm vermeintlich von außen aufgedrückt wird.
- Wer lieber auf Zehenspitzen durchs Leben tippelt, als den ganzen Fuß aufzusetzen, hat vielleicht auch innerlich die Tendenz, ein wenig abzuheben. Doch Vorsicht! Ich sage hier bewusst »vielleicht«, denn keinesfalls kann man jeder Frau, die gern hochhackige Schuhe trägt, vorwerfen, sie stehe nicht mit beiden Beinen im Leben (siehe ab Seite 104).
- Häufiges Umknicken kann ein Hinweis darauf sein, dass man Probleme damit hat, auf eigenen Füßen zu stehen. Pubertierende Jugendliche knicken besonders oft um – weil die Gelenke wachsen, aber vielleicht auch, weil sie bald auf eigenen Füßen stehen müssen.

Was macht der Behandler?

Der Behandler wird Sie bitten, Ihre Zehen beziehungsweise die Fußspitze in Richtung Schienbein zu ziehen. Dann bringt er mit der einen Hand den Fuß in seine normale Stellung (das ist die Stellung, in welcher der ganze Fuß auf dem Boden steht und Fuß und Unterschenkel einen Winkel von 90° bilden), während er mit der anderen Druck auf die Ferse ausübt. Dieser Handgriff wird zweimal ausgeführt, und zwar einmal nach innen und einmal etwas mehr nach außen, womit auch eine mögliche Fehlstellung im oberen Sprunggelenk behandelt wäre. Während die Richtung gewechselt wird, darf kein Druck ausgeübt werden.

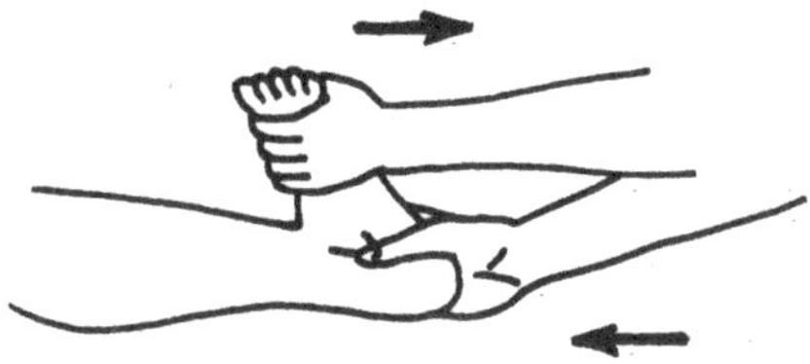

Jetzt werden die Beinlängen ein zweites Mal überprüft. Wenn jetzt eine geringere Differenz vorliegt, zeigt Ihnen der Behandler die folgende Selbsthilfeübung für die Sprunggelenke, die Sie so lange mehrmals am Tag machen sollten, bis sich die Muskeln und Sehnen wieder gefestigt haben.

Auf dem Hausaufgabenzettel, den der Behandler Ihnen mitgibt, könnte zum Beispiel stehen: »Füße nicht um die Stuhlbeine schlingen« oder »Flachere Schuhe tragen«.

SELBSTHILFEÜBUNG
für die Sprunggelenke

Machen Sie mit dem Bein, an dessen Sprunggelenk Sie arbeiten wollen, einen Schritt nach vorn, und achten Sie dabei darauf, dass die ganze Fußsohle auf dem Boden steht. Schieben Sie das Knie nun ohne Druck so weit wie möglich über den Fuß hinaus, bis es mindestens über den Zehenspitzen steht. Belasten Sie nun den Fuß, indem Sie Druck darauf ausüben – hinten etwas mehr als vorn, jedoch ohne die Zehen anzuheben – und stellen Sie das Bein unter diesem Druck gerade. Das ist eine ganz natürliche Bewegung, die Sie auch beim Rückwärtsgehen machen.

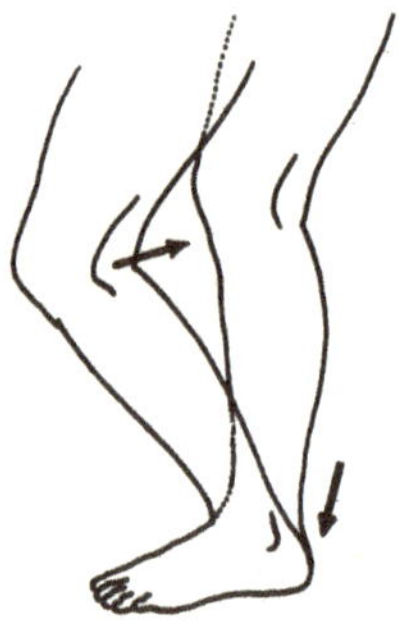

Das Kniegelenk

Das Kniegelenk ist ein zusammengesetztes Gelenk, bestehend aus Kniescheibengelenk und Kniekehlgelenk. Letzteres verbindet Oberschenkel- und Unterschenkel und ist für die eigentliche Beugung des Knies zuständig. Das Kniescheibengelenk stellt die Verbindung zwischen Oberschenkelknochen und Kniescheibe (*Patella*) dar. Diese wird von der Strecksehne so bewegt, dass sie wie ein Schlitten in der Rollfurche des Oberschenkelknochens nach oben oder unten gleitet, je nachdem, ob das Knie gerade gebeugt oder gestreckt wird. Bei Streckung des Beines gleitet die Kniescheibe einige Zentimeter über den Oberschenkelknochen. Diese Bewegung können Sie spüren, wenn Sie die Hand auf die Kniescheibe des gebeugten Beines legen und das Bein dann strecken.

Das Schienbein endet oben in einem flachen Plateau, auf dem das untere Ende des Oberschenkelknochens abrollt. Damit dieses Abrollen möglichst leicht und locker vonstattengeht, sind die Auflageflächen durch zwei halbmondförmige Knorpelscheiben abgepolstert, die Menisken. Diese fungieren als Stoßdämpfer, genau wie die Bandscheiben zwischen den Wirbeln. Sie fangen etwa ein Drittel der Lasten und Erschütterungen ab, die von oben und unten kommen, und sorgen für eine gleichmäßige Verteilung des Drucks. Das Kniegelenk ist ein sogenanntes Drehscharniergelenk. Es kann aus der Normalstellung (Stand mit lockeren Knien) um 120 bis 150 Grad gebeugt und um etwa 5 bis 10 Grad gestreckt beziehungsweise durchgedrückt werden. Drehbewegungen – Innenrotation um etwa 10 Grad und Außenrotation um 30 bis 40 Grad – sind ebenfalls möglich, aber nur im gebeugten Zustand. All diese Bewegungen werden von einem sehr ausgeklügelten Apparat aus Gelenkkapsel, Bändern, Muskeln und Sehnen kontrolliert und stabilisiert.

Probleme im Kniegelenk entstehen entweder durch äußere Einwirkung (Unfall) oder durch Fehlhaltungen im Knie beziehungsweise in den anderen Beingelenken, die zu einer permanenten Überdehnung der Bänder und damit auch zu einer Vergrößerung des Gelenkspalts führen. Versteifte Hüftgelenke können zum Beispiel dazu führen, dass die Rotationsbewegungen des Beckens beim Gehen auf die Kniegelenke übertragen werden. Dadurch werden die Seitenbänder permanent überdehnt und es kommt zu sogenannten Wackelknien.

Unter Knieproblemen, die nicht durch einen Unfall verursacht wurden, leiden vor allem Menschen, die viel auf den Knien arbeiten müssen, beispielsweise Putzfrauen, Dachdecker und Fliesenleger. Außerdem kann man sagen, dass Pykniker (kleine, stämmige Menschen) von ihren Erbanlagen her eher zu X-Beinen neigen, während Leptosomen (große, schlanke Menschen) oft O-Beine haben. Für die Knie bedeutet das: Sie sind leicht nach innen (X-Beine) beziehungsweise nach außen (O-Beine) geneigt.

Was sagt der Körper?

In Kombination mit den anderen Beingelenken erlauben uns die Knie vor allem Bewegungen nach unten und oben: hinknien, wieder aufstehen; Treppen oder Leitern hinauf- und hinuntersteigen; hinsetzen und wieder aufstehen.

Unten und oben ist hier auch im übertragenen Sinne Thema. Wer die Karriereleiter erklimmen will, muss eine gewisse Flexibilität an den Tag legen und die Knie beugen, genau wie derjenige, der eine einfache Treppe hochsteigt. Wer aus Ehrfurcht niederkniet, nicht nur vor Gott, sondern auch, weil er »die Frau zum Niederknien« gefunden hat, beugt die Knie vermutlich in einem Winkel von 90 Grad, denn diese Art von freiwilliger Unterwerfung richtet auch auf (siehe Seite 77f.). Weniger günstig sieht es aus, wenn man »in die Knie geht« oder gar »in die Knie gezwungen« wird. Und wer die Knie nicht mehr beugen kann, kommt nirgendwo hin, weder nach oben noch nach unten und auch nicht mehr vorwärts.

Was macht der Behandler?

Sie liegen ganz entspannt auf dem Rücken, während der Behandler Ihr Knie auf 90 Grad anwinkelt und damit gleichzeitig einen rechten Winkel zwischen Becken und Oberschenkel herstellt. Dann übt der Behandler mit der einen Hand Druck auf den oberen Teil der Wade aus, während er mit der anderen auf die Kniescheibe drückt. Unter diesem, an zwei Stellen ausgeübten Druck (auf die Kniescheibe und den oberen Teil der Wade) wird das Bein gestreckt und wieder auf der Unterlage abgelegt.

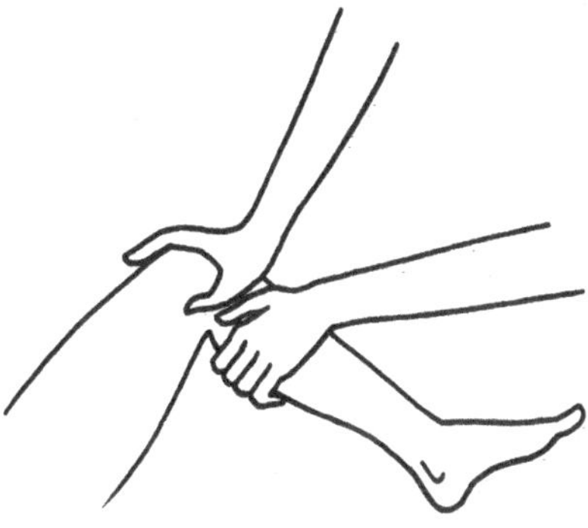

Nun werden die Beinlängen ein drittes Mal überprüft. Wenn sich die Differenz durch Einrichten des Kniegelenks verringert hat, zeigt Ihnen der Behandler die folgende Selbsthilfeübung für das Kniegelenk, die Sie machen sollten, wann immer das Knie wieder schmerzt. Auf dem Hausaufgabenzettel, den der Behandler Ihnen mitgibt, könnte zum Beispiel stehen: »Knie im Sitzen nicht nach hinten überstrecken«, »Nicht im Schneidersitz oder im Fersensitz sitzen« oder »Knie nicht seitlich verdrehen«.

SELBSTHILFEÜBUNG
für das Kniegelenk

Stellen Sie den Fuß so auf eine etwas höhere, feste Unterlage (Hocker, Treppenstufe), dass Unter- und Oberschenkel einen Winkel von 90 Grad bilden. Das nicht abgewinkelte Bein fungiert derweil als Standbein. Der Fuß steht mit der ganzen Sohle auf der Unterlage. Nun drücken Sie mit der einen Hand von oben auf die Kniescheibe, während Sie mit der anderen die Wade unterhalb der Kniekehle umfassen und von dort Gegendruck in Richtung Kniescheibe ausüben. Unter diesem Druck und Gegendruck bringen Sie das Bein wieder in die Gerade.

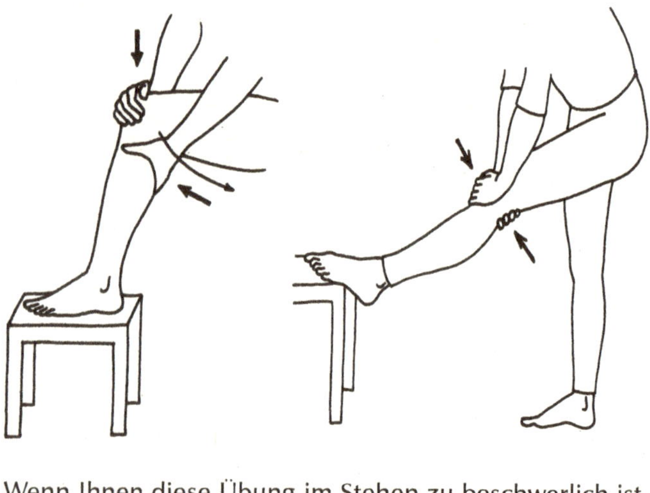

Wenn Ihnen diese Übung im Stehen zu beschwerlich ist, können Sie sie auch im Sitzen machen. Wichtig ist aber auch hier, dass Ober- und Unterschenkel beider Beine einen rechten Winkel bilden und dass die Füße mit der ganzen Sohle auf dem Boden stehen. Während Sie nun

Druck und Gegendruck auf die Kniescheibe ausüben, verlagern Sie Ihr Gewicht auf dieses Bein, stehen auf und bringen das Bein so automatisch in die Gerade. Erst wenn das Bein wieder gerade ist, nehmen Sie die Hände vom Knie weg und damit auch den Druck.

Das Hüftgelenk

Das Hüftgelenk verbindet den Oberschenkelknochen mit dem Becken und ist sehr viel kleiner, als die meisten es sich von außen vorstellen. Was oft für das Hüftgelenk gehalten wird, ist nämlich nur *ein* Ende des Oberschenkels. Das andere, bestehend aus Oberschenkelhals und -kopf, bildet zusammen mit der Hüftpfanne das Hüftgelenk und liegt weiter innen, ist also von der Beinaußenseite her nicht zu erfühlen. In den meisten Fällen, in denen die Beine eine Längendifferenz aufweisen, liegt die Ursache hier, im Hüftgelenk. Die Hüftpfanne ist ein relativ flacher Knochen, der den Oberschenkelhalskopf nicht vollständig umschließt. Es ist also wieder einmal Aufgabe der Bänder und Muskeln, das Gelenk zu stabilisieren und die möglichen Bewegungen zu kontrollieren. Als Kugelgelenk ermöglicht das Hüftgelenk Bewegungen in alle Richtungen, ähnlich wie das Schultergelenk, aber im Vergleich zu diesem ist es bedeutend stabiler und hat weniger Bewegungsfreiheit.

Das Hüftgelenk ermöglicht alle großen Gehbewegungen, das Bücken und Beugen sowie kreisende Bewegungen nach allen Seiten. Doch das sind wohl kaum die Bewegungen, die dafür verantwortlich sind, dass die Hüftgelenke des modernen Menschen am häufigsten subluxieren, sprich, aus den Gelenkpfannen rutschen. Dafür ist wohl eher allgemeiner

Bewegungsmangel verantwortlich zu machen, dessen Auswirkungen noch dadurch verschlimmert werden, dass wir alle zu viel sitzen – auf Bürostühlen, aber auch in zu bequemen Sesseln und vor allem im Auto. Durch das Sitzen mit zu stark angezogenen Beinen (Winkel zwischen Rumpf und Oberschenkel weniger als 90 Grad) werden die Bänder permanent überdehnt, was zur Folge hat, dass das Hüftgelenk labil wird und der Gelenkspalt sich vergrößert. Die Angewohnheit, im Sitzen gewohnheitsmäßig ein Bein über das andere zu schlagen, trägt natürlich zu der allgemeinen Misere bei. Auch die Haltung mit untergeschlagenen Beinen, die oft beim Meditieren eingenommen wird (meist kein Lotossitz, sondern eine Art Schneidersitz), ist für westliche Menschen nicht zu empfehlen, denn die Gefahr, dass der Oberschenkelhalskopf in dieser Position verkantet, ist zu groß. Das soll natürlich nicht heißen, dass Sie nicht meditieren dürfen, ganz im Gegenteil. Meditation und Yoga sind gut für die innere Ausgeglichenheit und natürlich auch für die Wirbelsäule.

Was macht der Behandler?

Bei diesem Behandlungsschritt bleiben Sie nicht passiv, sondern machen selbst mindestens ebenso viel wie der Behandler. Sie heben das Bein so an, dass zwischen Rumpf und Oberschenkel sowie zwischen Ober- und Unterschenkel jeweils ein Winkel von 90 Grad entsteht. Dabei achten Sie darauf, dass der Oberschenkel genau in der Mitte steht, also nicht nach außen oder innen kippt. Dann legen Sie die Hand auf die Unterseite des Oberschenkels, und zwar möglichst weit oben, nämlich an die Stelle, wo der Oberschenkel ins Gesäß übergeht, und üben dort einen leichten Zug oder Druck aus, den Sie konstant beibehalten, während das Bein wieder abgelegt wird.

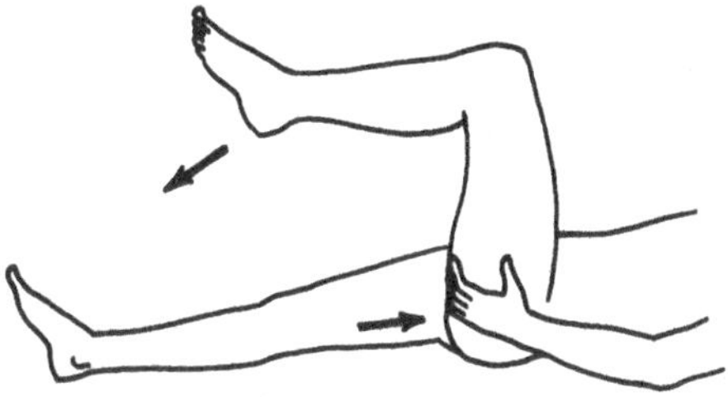

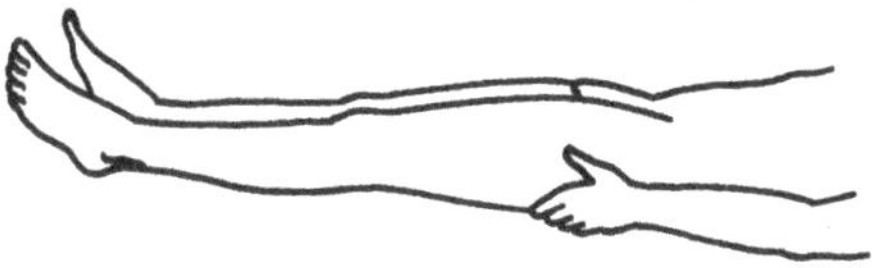

Nun werden die Beinlängen ein letztes Mal überprüft. Vielleicht müssen Sie auch ein paar Schritte gehen, weil der Behandler so besser sehen kann, ob sich etwas Entscheidendes verändert hat. Sollte sich herausstellen, dass das längere Bein zwar kürzer geworden ist, beide Beine aber noch immer nicht gleich lang sind, wird das Einrichten aller Beingelenke eventuell zwei- oder dreimal wiederholt. Wenn die Hüfte schließlich richtig sitzt, ist schon sehr viel gewonnen.

Nun liegt es an Ihnen, dafür zu sorgen, dass die Korrektur auch bestehen bleibt, indem Sie die Selbsthilfeübung auf S. 74 machen, und zwar so lange, bis sie Ihnen im wahrsten Sinne in Fleisch und Blut übergegangen ist.

Natürlich müssen Sie sich parallel dazu auch von Ihren schlechten Gewohnheiten verabschieden. Auf dem Hausaufgabenzettel, den der Behandler Ihnen mitgibt, könnte zum Beispiel stehen: »Beine nicht übereinander schlagen«, »Tiefe, weiche Sessel meiden«, »Beim Autofahren öfter eine Pause einlegen und die Beine vertreten«, »Nicht mit durchgedrückten Knien bücken«.

SELBSTHILFEÜBUNG
für das Hüftgelenk

Allein machen Sie die Übung genau so wie oben beschrieben, nur dass Sie das Bein gegen den Widerstand Ihrer Hand selbst ablegen. Viele Dorn-Behandler geben ihren Patienten den Rat, den Zug/Druck auf den Oberschenkel mithilfe eines um den Oberschenkel geschlungenen Handtuchs auszuüben. Auf diese Variante sollten Sie aber wirklich nur dann zurückgreifen, wenn es gar nicht anders geht, zum Beispiel weil Ihre Arme zu kurz sind und Sie sich verbiegen müssten, um den Oberschenkel zu erreichen. Wenn Sie mit der Handtuchschlinge ziehen, haben Sie einfach weniger Gefühl dafür, was sich da in Ihrem Oberschenkel tut, und es besteht die Gefahr, dass Sie schief ziehen oder dass das Handtuch nicht an seinem Platz bleibt.

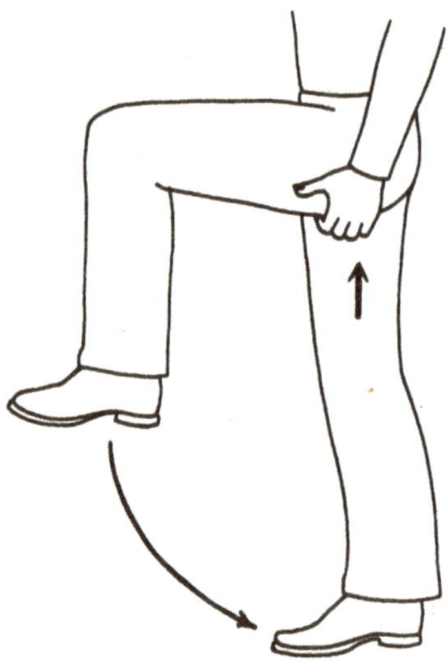

Die Übung kann auch im Stehen gemacht werden. Dann halten Sie sich mit der freien Hand fest und heben das betroffene Bein so weit an, dass zwischen Unterkörper und Oberschenkel ein Winkel von 90 Grad entsteht. Nun legen Sie die Hand an die beschriebene Stelle und üben einen leichten Druck oder besser gesagt Zug aus, während Sie das Bein mit einem angedeuteten Storchenschritt absetzen. Den Zug am Oberschenkel behalten Sie so lange bei, bis beide Füße wieder genau nebeneinander stehen.

Diese Übung ist sozusagen das Kernstück der Methode Dorn. Sie sollte, wie ich oben schon sagte, so oft gemacht werden, bis sie Ihnen in Fleisch und Blut übergegangen ist. Und wie oft ist das? So oft, wie Sie sich auf Ihre Beine stellen, nachdem Sie eine sitzende Haltung eingenommen haben. Was das für Sie heißt, können Sie ermitteln, indem Sie zu Beginn der Übungszeit eine Strichliste führen – ein Strich für jedes Aufstehen: morgens aus dem Bett, vom Frühstückstisch, aus dem Auto, vom Schreibtischstuhl, vom Stuhl in der Kantine, vom Schreibtischstuhl, vom Stuhl im Besprechungsraum, aus dem Auto, vom Esstisch, aus dem Fernsehsessel, vom Stammtisch, aus dem Clubsessel, aus dem Kinosessel ... Da kommt ganz schön was zusammen, nicht wahr? Manche sitzen vielleicht weniger am Schreibtisch, dafür aber mehr im Auto. Andere sitzen vielleicht zwischendurch noch im Fitnessstudio auf einem Trainingsgerät, aber alle sitzen, und zwar ganz schön oft und ganz schön lange.

Wenn Sie diese Übung wirklich ernst nehmen, machen Sie sie vielleicht fünfzigmal am Tag oder sogar öfter. Und damit trainieren Sie Ihre Muskeln und Bänder im Hüftbereich besser als mit jeder Kräftigungsübung, die Sie vielleicht nur einmal am Tag machen. Indem man Bewegungen so oft macht, dass sie schließlich fast automatisch ablaufen, tut man eigentlich genau das, was man ohnehin die ganze Zeit tut, aber leider meistens unbewusst: Man lässt Bewegungen – leider meistens die falschen – in Fleisch und Blut übergehen, und zwar im wahrsten Sinne des Wortes. Der ganze Körper wird mit diesen Bewegungen programmiert, oder besser: wurde programmiert, und nun geht es darum, ihn anders zu programmieren. Das geht genauso, nur mit mehr Bewusstheit und dem festen Vorsatz: Ich will, dass eine andere Programmierung greift!

Unser Körper ist kein Wegwerfmodell, sondern ein lebendiges, sich ständig selbst regenerierendes System. Wo Zellen absterben, werden neue gebildet. Wo Muskeln erschlaffen, können sie auch wieder elastisch werden. Der Körper lernt erstaunlich schnell und passt sich stets perfekt an. Wir müssen also nur zusehen, dass er das Gesunde lernt, statt sich an das anzupassen, was ihn am Ende krank macht. Wie lange müssen Sie üben? Auch diese Frage können Sie sich aufgrund Ihrer eigenen Erfahrung mit der Lernfähigkeit Ihres Körpers vielleicht selbst beantworten. Wie lange haben Sie gebraucht, um Schwimmen oder Fahrradfahren zu lernen? Dabei handelt es sich ja auch um Fähigkeiten, die irgendwann automatisch ablaufen, wenn sie erst einmal in Fleisch und Blut übergegangen sind. Und so lange müssen Sie auch hier üben. Bei einem sitzt es in einer Woche, der andere braucht drei oder vier Wochen, bis alle Zellen begriffen haben, wo es langgeht.

Stoff zum Nachdenken: Knien als Meditationshaltung

Die Knie beugen, niederknien, auf Knien rutschen ... Das sind altmodische Gesten. »Mach einen Knicks!« Wer sagt das schon noch zu seinem Kind? Und neuerdings hat man das Niederknien sogar in manchen Kirchen abgeschafft – wahrscheinlich ohne sich zu fragen, warum es im kirchlichen Ritus überhaupt eine so große Rolle spielt.

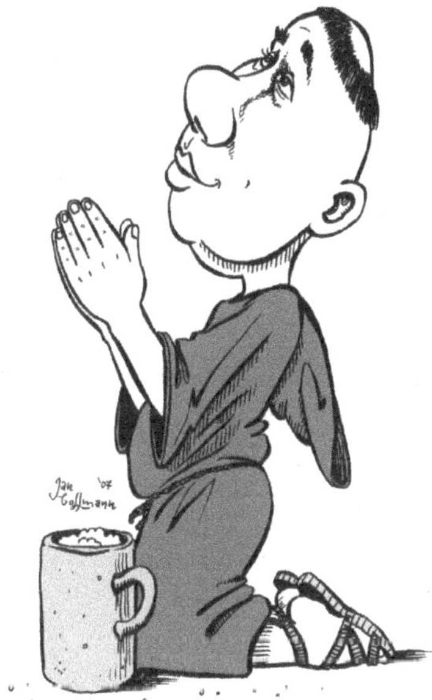

Das Knien mit aufrechtem Oberkörper ist eine Meditationshaltung, die nicht nur während der Messe, sondern überhaupt beim Gebet eingenommen wird – und das nicht nur in christlichen Kirchen. Wer kniet, stabilisiert seine Basis und kann sich besser aufrichten beziehungsweise Höherem zuwenden. Diese Haltung bringt Verehrung und Hingabe an das Göttliche zum Ausdruck, bewirkt aber auch, dass man sich besser konzentrieren kann als beispielsweise im Sitzen. Wer kniend betet, wird sich besser sammeln können, als derjenige, der in der Kirchenbank sitzend oder davor stehend die neue Sonntagsgarderobe der anderen Gemeindemitglieder begutachtet.

»Nie ist der Mensch größer, als wenn er kniet.« Das hat Papst Johannes XXIII. gesagt und damit wohl genau das gemeint: Wenn wir uns im Gebet auf das Höhere in uns selbst konzentrieren und Gott nicht nur um noch mehr anflehen, sondern auch für das danken, was wir schon haben, wachsen wir über uns selbst hinaus. Aus der Zeit des Nationalsozialismus stammt der Spruch: »Der deutsche Mann kniet nie.« Diese Einstellung hat uns, wie wir alle wissen, nicht viel Gutes beschert.

Allgemein kann man sagen, dass das Knien mit von den Knien an aufrechtem Körper (die Knie sind in einem Winkel von 90 Grad gebeugt) höchst selten zu Knieproblemen führt. In dreißig Jahren habe ich nur einen einzigen Mönch mit Knieproblemen behandelt. Sicher kommt hier noch hinzu, dass man vor Gott freiwillig kniet und sich nicht in die Knie gezwungen fühlt, wie das vielleicht in einem Beruf der Fall ist, den man hauptsächlich kniend ausüben muss, und das wohl kaum mit von den Knien an aufrechtem Körper.

Schräg oder im Gleichgewicht? Das Becken

Das knöcherne Becken, auch Beckengürtel genannt, besteht aus den beiden Hüftbeinen sowie aus Kreuzbein und Steißbein, dem unteren Ende der Wirbelsäule. Als Zentrum des Körpers und Basis der Wirbelsäule gibt das Becken dem Körper vor allem Festigkeit und Stabilität, die dadurch gewährleistet werden, dass sämtliche Beckenknochen entweder fest zusammengewachsen oder nur sehr wenig beweglich miteinander verbunden sind. Darmbein, Sitzbein und Schambein, die sich übrigens alle in der Hüftgelenkspfanne (siehe Seite 71) treffen, verbinden sich etwa ab dem 15. Lebensjahr fest zum Hüftbein. Die beiden Hüftbeine wiederum haben vorn eine knorpelige Verbindung über die Schambeinfuge, während sie hinten über die beiden Kreuzbein-Darmbein- oder Iliosakralgelenke mit dem Kreuzbein verbunden sind. Eigentlich handelt es sich hier nicht um Gelenke, sondern ebenfalls um knorpelige Verbindungen, deren Bewegungsmöglichkeiten durch straffe Bänder sehr stark eingeschränkt sind. Aber eine gewisse Beweglichkeit muss natürlich sein, denn sonst könnte die Bogen-Sehnen-Konstruktion der Wirbelsäule ja nicht federnd schwingen und so unglaublich viel ausgleichen.

Diagnose Beckenschiefstand

Probleme gibt es in der Tat erst dann, wenn das Becken dauerhaft in eine Schieflage gerät, zum Beispiel durch unterschiedlich lange Beine oder permanente einseitige Belastung, etwa gewohnheitsmäßige Neigungen nach einer Seite. Ein solcher Beckenschiefstand wirkt sich nämlich nicht nur auf die Statik der gesamten Wirbelsäule aus, wie wir bereits gesehen haben (siehe Seite 60f.), sondern zieht auf Dauer auch die Kreuzbein-Darmbeingelenke in Mitleidenschaft und kann sogar bewirken, dass sich das Kreuzbein verschiebt. Ein Beckenschiefstand könnte vorliegen, wenn

- Sie Probleme beim Gehen haben, zum Beispiel Schmerzen im Sprunggelenk, Kniegelenk oder Hüftgelenk,
- es im Lendenwirbelbereich und in der Leiste schmerzt,
- Ihnen längeres Stehen auf beiden Beinen gleichzeitig schwerfällt,
- Sie häufig unter Beinkrämpfen und/oder Ischiasanfällen leiden.

Wenn eines dieser Symptome auftritt, sollten Sie auf jeden Fall dafür sorgen, dass der Beckenschiefstand möglichst schnell behandelt wird.

Was macht der Behandler?

Einen Beckenschiefstand kann der erfahrene Behandler von außen erkennen. Der Patient steht leicht nach vorn gebeugt und mit beiden Fußsohlen ganz auf dem Boden. Wenn der Behandler nun beide Daumen auf die Beckenkämme des Patienten legt und an ihnen entlangfährt, kann er an seinen Handkanten ablesen, ob eine Seite des Beckens höher steht als die andere. Das ist allerdings nicht ganz einfach, und man braucht viel Erfahrung und ein gutes Augenmaß, um die geringe Differenz als solche zu erkennen. Es kann aber auch sein, dass eine Seite des Beckens weiter nach hinten oder vorn steht als die andere, das Becken also sozusagen in sich verdreht ist. Einen solchen Schiefstand erkennt der Behandler am deutlichsten, wenn er von oben an der Wirbelsäule des stehenden Patienten entlangschaut.

Behandlung: Als Patient stellen Sie sich mit dem Bein, auf dessen Seite der Beckenkamm heraussteht, auf eine kleine Erhöhung, zum Beispiel ein Brett, und stützen sich auf einem Tisch oder der Behandlungsliege ab. Der Behandler steht hinter Ihnen und drückt mit der flachen Hand in Richtung oben und außen auf diesen hervorstehenden Beckenknochen, während er mit der anderen Hand auf der Vorderseite des Beckens dagegenhält. Während der Druck ausgeübt wird, pendeln Sie mit dem gegenüberliegenden Bein, also mit dem Bein, das nicht auf der Erhöhung steht. Wenn rechts gedrückt wird, pendeln Sie mit dem linken Bein und umgekehrt. Das Pendeln mit dem gegenüberliegenden Bein lockert die Muskulatur auf ganz natürliche Weise – nicht zu viel und nicht zu wenig. Diese Behandlung muss höchstwahrscheinlich mehrmals wiederholt werden, bis der Beckenschiefstand wirklich behoben ist.

In der Zwischenzeit sollten Sie die unten beschriebene Selbsthilfeübung regelmäßig machen. Auf dem Hausaufgabenzettel, den der Behandler Ihnen mitgibt, könnte zum Beispiel stehen: »Beine nicht übereinander schlagen«, »Nur nach links bücken«, »Möglichst viele Tätigkeiten mit der linken Hand verrichten«, »Beim Bedienen einer Schaufel, eines Besens oder eines Staubsaugers nach links orientieren« (wenn der linke Teil des Beckens betroffen ist). Für den rechten Teil des Beckens gilt das Gleiche natürlich umgekehrt.

SELBSTHILFEÜBUNG
bei Beckenschiefstand

Stellen Sie sich in einen Türrahmen, und zwar so, dass die Körperseite, auf welcher der Beckenkamm hervorsteht, genau auf der Türschwelle steht. Wenn es tatsächlich eine Türschwelle gibt und diese hoch genug ist, können Sie sich sogar die Erhöhung unter dem Standbein sparen. Wenn nicht, benutzen Sie ein Brett oder einen dicken Katalog. Drücken Sie den hervorstehenden Beckenkamm fest gegen die Zarge, während Sie das gegenüberliegende Bein aus dem Hüftgelenk heraus locker vor und zurück schwingen.

Kreuzbein und Steißbein als Zentrum des Beckens

Kreuzbein und Steißbein bilden die Spitze des Lots, das vom Scheitel des Kopfes durch die Wirbelsäule bis ins Zentrum des Beckens fällt und als gedachte Linie weiter bis genau zwischen die Füße – vorausgesetzt, dass alles so ist, wie es sein soll (siehe Seite 60 f.).

Das Kreuzbein (*Os sacrum*) besteht aus fünf, fest miteinander verwachsenen Wirbeln, die trotz der Verschmelzung immer noch alle Grundeigenschaften von Wirbeln haben und auch noch als solche zu erkennen sind. Wenn man das Kreuzbein von innen, also von der Bauchseite her betrachtet (in einem Buch oder an einem Modell), sieht man die Verwachsungslinien zwischen den ehemals freien Wirbeln und kann auch noch erahnen, dass es hier einmal Bandscheiben gab. Von außen, also von der Rückenseite her betrachtet, kann man die ehemaligen Dornfortsätze erkennen. Sie bilden eine

Art Kamm, den man von außen sehen oder zumindest fühlen kann. Das gesamte Kreuzbein ist zur Rückenseite hin gleichmäßig konvex gekrümmt. Der oberste Kreuzbeinwirbel bildet zu beiden Seiten eine Art Flügel aus (*Pars lateralis*), der über die ohrförmige Fläche des Iliosakralgelenks mit dem Darmbein verbunden ist. Oben endet das Kreuzbein in einer Art Plateau, der Auflagefläche für die Bandscheibe des fünften Lendenwirbels (*Basis ossis sacri*). Rechts und links davor (von der Rückenseite betrachtet) befinden sich die gelenkigen Verbindungen zum fünften Lendenwirbel auf zwei kleinen Erhöhungen. Rechts und links des Kreuzbein-Kammes befinden sich acht Zwischenwirbellöcher, Austrittsöffnungen für wichtige Nerven wie etwa den Ischiasnerv.

Was sagt der Körper?

Der Mensch ist nicht aus genormten Einzelteilen zusammengesetzt, und das gilt natürlich auch für das Kreuzbein. Es entspricht nämlich längst nicht immer genau der Beschreibung, die ich oben gegeben habe. Bei einigen Menschen besteht es nicht aus fünf, sondern aus sechs verwachsenen Wirbeln, bei Männern ist es länger und stärker gekrümmt, bei Frauen breiter und weniger stark gekrümmt. Diese anatomischen Informationen spielen für die Behandlung nach der Methode Dorn keine Rolle, erklären aber vielleicht, warum der Volksmund davon spricht, dass manche Menschen – womöglich vor allem Frauen – »ein breites Kreuz« haben.

Der Bereich Kreuzbein/Steißbein und mit ihm die gesamte Beckenregion zeigt an, wie viel von der Last des Lebens sich ein Mensch aufbürden lässt und ob er das Leben überhaupt eher als Last und Einschränkung empfindet oder eben nicht. Ein Becken, das ständig hinter die Schwerlinie des Körpers zurückgezogen wird, bewirkt eine leicht gebückte Haltung sowie eine eingesunkene Brustpartie und zeigt an: »Ich halte mich zurück. Ich tue, was von mir erwartet wird, aber ansonsten mische ich mich nicht ein. Streitereien und Wutausbrüche sind nicht mein Ding. Ich weiß schließlich, was sich gehört.«

Ein etwas zu weit nach vorn gekipptes Becken ist meist die Folge von fest zusammengekniffenen Pobacken und bewirkt ein Hohlkreuz sowie eine Verlagerung des Schwerpunktes nach hinten, also auf die Fersen. Wer so steht, muss auch die Schultern hinter die Schwerlinie des Körpers zurückziehen und wirkt dann insgesamt eher steif und verschlossen, obwohl er sich mit seiner ganzen »Vorderfront« präsentiert. Dies ist die Haltung, die oft als »gerade« und »aufrecht« empfunden wird, und zwar bevorzugt von Menschen, für die es am wichtigsten ist, in jeder Lebenslage »Fassung« zu bewahren. Eine solche Körperhaltung wird in der Regel zusammen mit der entsprechenden Lebenshaltung anerzogen, etwa nach dem Motto: »Brust raus, Pobacken zusammen ... und durch.« Von außen betrachtet wirkt sie jedoch eher distanziert bis überheblich.

Beide Haltungen zeugen von Schwierigkeiten im Umgang mit anderen. Der erste Typ ist bereit, sich zurückzunehmen und alles Mögliche aufbürden zu lassen, weil er unbewusst fürchtet, sonst nicht geliebt zu werden. Der zweite ist sich seiner selbst keineswegs so sicher, wie es auf den ersten Blick scheint, und deshalb bestrebt, nur ja keine Schwächen zu zeigen und andere auf Abstand zu halten, damit sie ihm nicht »gefährlich« werden können.

Menschen mit einem frei beweglichen Becken können spontane Impulse zulassen, weil sie so etwas wie Urvertrauen haben und die innere Gewissheit, dass sie durchaus in der

Lage sind, alles zu bewältigen, was das Leben ihnen bringt. Sonst würde das Leben es ihnen ja nicht bringen! Was »man« macht oder was »die Leute« sagen, ist ihnen auf keinen Fall wichtiger als das, was ihr Instinkt oder ihre innere Stimme ihnen sagt.

Quelle der Lebensenergie

Wie wir im Zusammenhang mit der Statik und der Metaphysik der Wirbelsäule (Seite 37f. und 52f.) schon erfahren haben, spielt das untere Ende der Wirbelsäule eine mindestens ebenso wichtige Rolle wie das obere. Die Wirbelsäule ist zwischen diesen beiden Polen aufgespannt und kann mühelos, also ohne viel Muskelkraft aufrecht gehalten werden, wenn die Verbindung erst einmal »steht«. Was für eine besondere Kraft jedoch notwendig ist, um sie überhaupt zum Stehen zu bringen, kann man ermessen, wenn man Babys beobachtet, die laufen lernen. Erst robben sie vielleicht, dann krabbeln sie auf allen Vieren. Noch später ziehen sie sich an einem Möbelstück hoch, halten sich fest, balancieren ein bisschen, fallen auf den Po – und probieren das Ganze noch einmal und noch einmal ... Irgendwann stehen sie locker und aufrecht auf eigenen Beinen mit winzig kleinen Füßchen dran und freuen sich ganz offensichtlich wie die Schneekönige. Anfangs fließt die Energie, die den kleinen Menschen in Bewegung versetzt, von hinten nach vorn, genau wie bei anderen vierbeinigen Wirbeltieren auch. Später muss sie von unten nach oben fließen und den ganzen Körper im Gleichgewicht halten. Das ist nicht einfach. Und könnten sich Babys Gedanken über das Laufen machen, bevor sie damit beginnen, würden sich viele vielleicht sagen: »Das schaffe ich sowieso nicht. Lass ich's doch lieber.« Doch Gott sei Dank spielt der rationale Verstand hier überhaupt keine Rolle, Willenskraft und Motivation schon eher. Wenn der richtige Zeitpunkt gekommen ist, will das Kind einfach aufstehen und auf eigenen Beinen stehen. Und dann probiert es einfach so lange, bis es klappt. Zwischendurch wird es vielleicht mal wütend und schreit, weil alles viel zu langsam geht, aber es hält durch, kämpft und siegt.

Genau diese Kräfte werden mit dem ersten Chakra in Verbindung gebracht, in dessen Einflussbereich Steißbein und Kreuzbein liegen: Motivation, Willenskraft, Durchhaltevermögen, Kampfgeist, Siegeswille und Fleiß. Der Geistheiler Horst Krohne sagt:

»Das Wurzelchakra ist der Repräsentant unseres Willens. Die beiden (von hier) aufsteigenden Energiebänder sind Indikatoren für die aktiv/passive Polarität unserer Absichten und unseres Verhaltens. Das Wollen oder Nichtwollen, Handeln oder Nichthandeln ›fließt‹ nach oben zu den anderen Chakren und beeinflusst deren Entfaltung. Ist der aktive Wille stark, zeigen wir Durchhaltevermögen, Kampfgeist, Siegeswillen und Fleiß. Überwiegt hingegen der passive Aspekt, wird aus Durchhaltevermögen Flucht, aus Kämpfen Nachgeben, aus Fleiß Faulheit. Wenn die Kräfte ausgeglichen sind, ›stehen wir fest mit beiden Beinen auf der Erde‹ und legen ein ausgewogenes Verhalten an den Tag.« (Krohne, Seite 25)

Das passt ganz gut zu dem, was wir bereits auf Seite 54 f. angesprochen haben: *Wenn wir tun wollen, was wir tun müssen, haben wir auch genug Kraft, es zu tun.*

SELBSTHILFEÜBUNG
zur Mobilisierung des Kreuzbeins

Setzen Sie sich auf eine *harte Unterlage,* zum Beispiel eine Bank oder einen großen Tisch, und zwar so, dass nur Ihr Po Kontakt mit der Unterlage hat, während die Beine frei herabhängen. Legen Sie dann den ganzen Rumpf flach ab, während Sie sich mit den Händen an der Kante des Tischs oder der Bank festhalten. Nun schwingen Sie mit den gestreckten Beinen auf und ab. Dadurch kommen die Lendenwirbel in Bewegung und Kreuzbein, Steißbein und Becken können in ihre ursprüngliche Position zurückkehren.

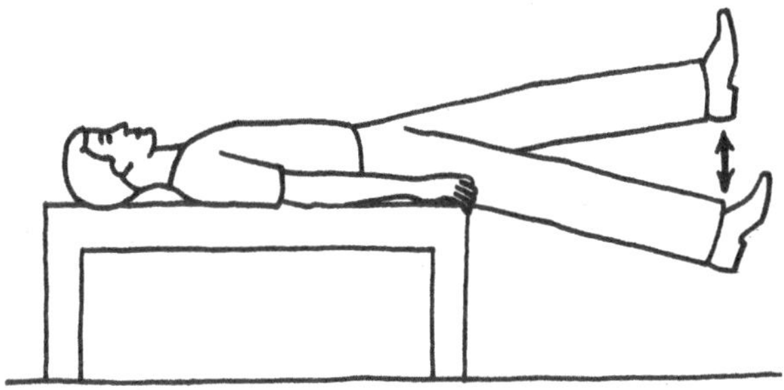

Wirbelverschiebung – Was ist das eigentlich?

Wie wir gesehen haben, ist die Wirbelsäule durch Bänder und Muskeln mehrfach gesichert, und das muss natürlich auch so sein. Denn könnten sich einzelne Wirbel völlig verdrehen oder ganz aus der Reihe schieben, wohin auch immer, hätte das bestimmt eine sofortige Querschnittslähmung zur Folge. Das, was in Zusammenhang mit der Methode Dorn als Wirbelverschiebung bezeichnet wird, ist eine vergleichsweise kleine Fehlstellung eines oder mehrerer Wirbel, die aber, wie wir gesehen haben und noch sehen werden, ebenfalls beachtliche Folgen haben kann. Erkennen kann man eine solche Fehlstellung an der Position des jeweiligen Dornfortsatzes und der beiden Querfortsätze. Erkennen heißt hier meistens »mit sensiblem Daumen erfühlen«, aber manchmal sind die Fehlstellungen sogar deutlich von außen sichtbar.

Doch Vorsicht: Nicht alles, was »unüblich« aussieht oder sich »seltsam« anfühlt, ist gleich eine Fehlstellung. Menschen bestehen nicht aus genormten Einzelteilen, und Wirbel sind nicht alle gleich gebaut. Das gilt für die verschiedenen Sorten von Wirbeln in einer einzigen Wirbelsäule (siehe Seite 44) ebenso wie für die gleiche Sorte von Wirbeln bei unterschiedlichen Menschen. Gewisse Abweichungen vom »Üblichen« gelten durchaus noch als normal. Wenn ein Dorn-Behandler beim Ertasten der Wirbel eine Unregelmäßigkeit findet, der Patient aber keinerlei Beschwerden hat, kann man davon ausgehen, dass man es hier mit einem unregelmäßig gewachsenen Dornfortsatz zu tun hat, und der kann bleiben, wie er ist.

Echte Fehlstellungen erkennt man daran, dass bereits ein ganz leichter Druck auf den Dornfortsatz eine bestimmte Empfindung beim Patienten auslöst. Das muss nicht unbedingt ein Schmerz sein. Manchmal hat der Patient auch einfach nur das Gefühl, dass hier etwas »anders« ist, also nicht ganz so, wie es sein sollte. Nun stellt sich die Frage, *welche Art von Fehlstellung* vorliegt.

Die häufigste Fehlstellung, die *seitliche Verschiebung des Dornfortsatzes und der beiden Querfortsätze*, finden wir im Bereich der Brust- und der Lendenwirbelsäule.

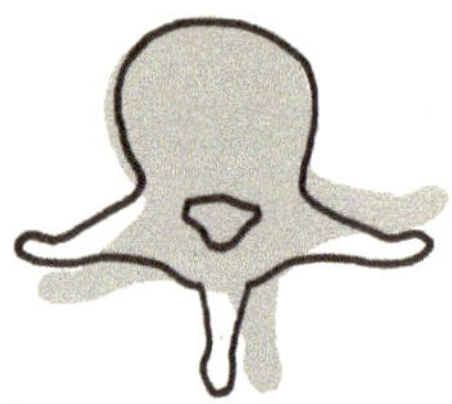

Wenn sie vorliegt, sieht es aus, als sei der Wirbel/seien die Wirbel am Dorn- und an einem Querfortsatz gepackt und ein wenig nach einer Seite hin aus dem Lot gezogen worden. Und genau das ist wahrscheinlich auch passiert: Durch dauerhafte einseitige Belastung, welcher Art auch immer, wurden die tiefen Rückenmuskeln auf der einen Seite stärker angespannt als auf der anderen und haben den oder die Wirbel mitgezogen. Der Wirbelkörper selbst ist in seiner Position geblieben. Verschoben wurden lediglich der Dornfortsatz und die Querfortsätze. Diese Fehlstellung ist gut zu ertasten und zu korrigieren, nämlich einfach dadurch, dass der Behandler den Wirbel mit seitlichem Druck auf den Dornfortsatz wieder in die Mitte schiebt.

Es kommt aber auch vor, dass Wirbel insgesamt seitlich verschoben sind, und zwar am häufigsten beim sechsten bis neunten Brustwirbel und beim fünften Lendenwirbel. Das hat etwas mit dem »kritischen« Übergang von einer natürlichen Wirbelsäulenkrümmung zur anderen zu tun. Diese Fehlstellung kann nur an den Querfortsätzen ertastet und dadurch korrigiert werden, dass der Behandler den Wirbel am Dornfortsatz *und* am entsprechenden Querfortsatz egalisiert.

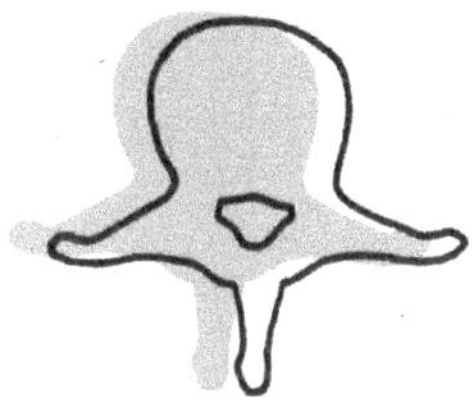

Im Bereich der Halswirbelsäule sind die Wirbel meist seitlich verschoben. Diese Fehlstellung wirkt, als sei der entsprechende Abschnitt der Wirbelsäule zur Seite gedreht worden und habe dann nicht mehr in seine Normalposition zurückkehren können. Man erkennt diese Fehlstellung daran, dass ein

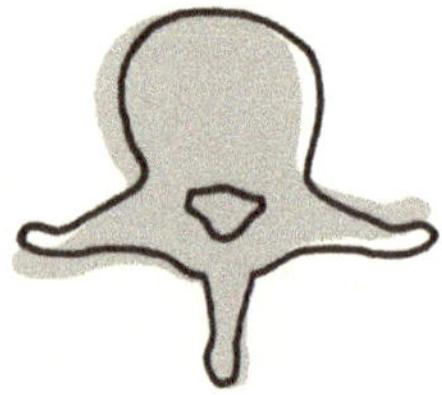

Querfortsatz deutlicher heraustritt als der andere. Dort setzt der Behandler denn auch an, um den oder die Wirbel wieder in die richtige Position zu bringen.

Sehr selten kommt es vor, dass ein Wirbel sozusagen »verschwunden« ist. Das heißt: Der Wirbel ist zur Körpermitte hin verrutscht und lässt sich überhaupt nicht mehr ertasten.

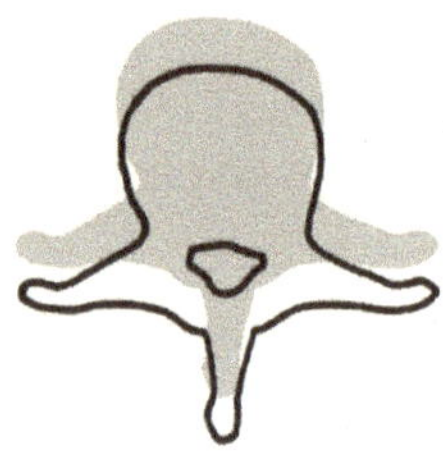

Diese Fehlstellung kann durch ein starkes Hohlkreuz und durch Unfälle verursacht werden, aber auch durch Hypermobilität (die angeborene Fähigkeit, sich im Bereich der Lenden- und Halswirbelsäule zu weit rückwärts zu beugen). Damit sie korrigiert werden kann, muss sich der Patient beugen, während der Therapeut die beiden Wirbel oberhalb und unterhalb des »verschwundenen« Wirbels mit dem Daumen festhält. So besteht die Chance, dass der verrutschte Wirbel wieder in die richtige Position gleitet.

Geben, nehmen, loslassen – die Lendenwirbelsäule

Die Lendenwirbelsäule besteht aus fünf Wirbeln, die deutlich größer und kompakter sind als alle anderen Wirbel – mit einem vergleichsweise großen Wirbelkörper, kurzen, stabilen Querfortsätzen und längeren, seitlich abgeflachten Dornfortsätzen. Dieser Bereich der Wirbelsäule ist beim Menschen sehr viel stärker belastet als bei anderen Wirbeltieren, was natürlich dem aufrechten Gang zu verdanken ist. Außerdem ist hier wieder einmal zu beobachten, dass der Mensch eben nicht aus genormten Einzelteilen zusammengesetzt ist, denn die Lendenwirbel können von Mensch zu Mensch sehr unterschiedlich aussehen, was oft als Zeichen dafür gewertet wird, dass die evolutionäre Entwicklung vom Vierfüßler zum aufrecht gehenden Menschen noch nicht vollständig abgeschlossen ist. Es scheint, als sei die Lendenwirbelsäule irgendwie »archaisch« geblieben, als habe sie sich nicht schnell genug an die veränderten Lebensumstände des aufrecht gehenden Menschen angepasst. Oder anders ausgedrückt: Der Mensch hat sich schneller in eine bestimmte Richtung entwickelt als seine Lendenwirbelsäule. Die weist nämlich diverse »Schwachstellen« auf, zum Beispiel den extremen »Knick« zwischen dem fünften Lendenwirbel und dem Kreuzbein.

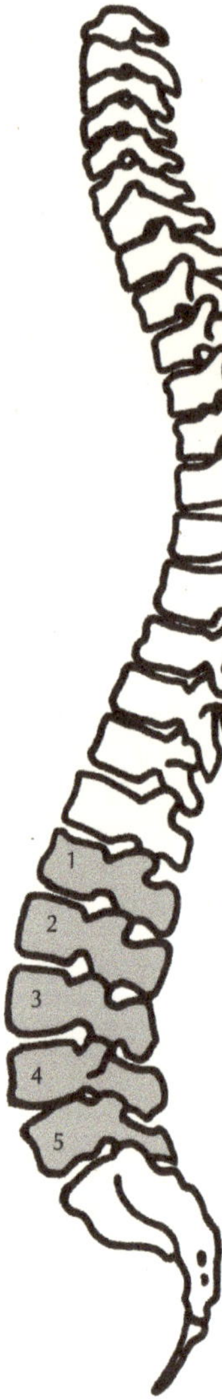
1
2
3
4
5

Probleme im unteren Rücken

Professor Hans Tilscher bezeichnet diese Stelle als den »Wetterwinkel des weiblichen Kreuzes«, denn er hat festgestellt, dass Frauen bedeutend häufiger unter Beschwerden in diesem Bewegungssegment leiden als Männer. Diese äußern sich vor allem in Druckschmerzhaftigkeit und darin, dass die Frauen »bei längerem Stehen das Gefühl haben, (an dieser Stelle) wie abgeschnitten zu sein« (Tilscher, Seite 73 f.). Woher kommen solche Beschwerden? Der »Wetterwinkel« ist bis zu einem gewissen Grad anatomisch bedingt, denn der Wirbelkörper des fünften Lendenwirbels ist auf der Rückenseite höher als auf der Bauchseite, also von Natur aus schräg. Damit trotz aller anatomischen »Eigentümlichkeiten« sichergestellt ist, dass die Lendenwirbelsäule ihre stützende und tragende Funktion erfüllen kann, ist sie wie alle anderen Bereiche der Wirbelsäule durch Muskeln und Bänder mehrfach gesichert. Diese haben nicht zuletzt die Aufgabe, Bewegungen einzuschränken. So weit, so gut. Nun gibt es aber nicht nur Kinder, die den ganzen Tag vor dem Computer sitzen, sondern auch andere, die sich lieber bewegen. Und gerade unter Mädchen gibt es welche, die über alle Maßen gelenkig sind. Für sie ist es beispielsweise überhaupt kein Problem, sich im Stehen mit durchgedrückten Knien so weit vorzubeugen, dass sie mit den Handflächen den Boden berühren. Manche können sogar die Beine hinter dem Kopf verknoten oder sich so weit rückwärts beugen, dass sie mit den Händen mindestens bis an die Waden kommen. So viel Beweglichkeit erfreut die meisten Turnlehrer und wird in der Regel ganz gezielt gefördert, und zwar durch Dehnen und Stretching. Das ist aber genau die falsche Art von Förderung, wenn die Beweglichkeit zum Beispiel einer angeborenen Schwäche der Bänder zu verdanken ist. Turnerinnen und Tänzerinnen sollen zwar außergewöhnlich beweglich sein, aber eben nicht überbeweglich, denn das bringt früher oder später große Probleme. Die Tanzmedizinerin Dr. Liane Simmel gibt in einer Informationsbroschüre für Tänzer folgende Definition: »Von Hypermobilität spricht man, wenn die Beweglichkeit allgemein ... deutlich über den Normalwerten liegt« (Simmel, *Tanzmedizin*, Seite 15). Die Normalwerte für die Beweglichkeit der Lendenwirbelsäule haben wir auf Seite 40 bereits angesprochen. Patientinnen, die Beschwerden im Bereich der Lendenwirbelsäule haben, weil sie dort überbeweglich sind, dürfen natürlich auf keinen Fall weitere Dehnübungen machen und sollten auch sonst darauf achten, nicht zu biegsam und anpassungswillig zu sein. Auch pauschale Deutungen wie »Frauen haben mehr Probleme im unteren Rücken als Männer, weil sie sich in ihren emotionalen Bedürfnissen unverstanden fühlen« treffen den Kern des Problems nicht ganz. Es geht hier nämlich weniger darum, sich von anderen verstanden zu fühlen, als sich selbst zu verstehen beziehungsweise ein Gefühl für die eigenen Bedürfnisse zu bekommen und dann die nötigen Grenzen zu setzen, die von Natur aus offenbar nicht vorhanden sind.

Ein weiteres Problem, das Frauen häufiger betrifft als Männer, ist die chronische Blasenentzündung. Wie Sie der Tabelle unten entnehmen können, stehen Blasenleiden mit dem dritten Lendenwirbel in Verbindung, der bei Frauen, die unter chronischer Blasenentzündung leiden, häufig nach innen verschoben ist. Dieses Problem tritt oft in Verbindung mit Schmerzen im Knie auf, und zwar eher im linken als im rechten Knie. Die Ansichten über die Ursachen der chronischen Blasenentzündung gehen auseinander, und mögliche Verursacher gibt es viele. Vom Sitzen auf kalten Steinen über das Tragen nasser Badekleidung bis zur »hormonellen Dysbalance«

ist alles dabei. Doch all das erklärt nicht, warum manche Frauen munter auf kalten Steinen sitzen und trotzdem noch nie im Leben eine Blasenentzündung hatten. Vor einigen Jahren haben schwedische Forscher ein körpereigenes Antibiotikum entdeckt, das die Harnwege vor Infektionen schützt, doch das wird leider nicht von jedem Körper produziert. Aber vielleicht gibt es ja eine Erklärung über die Lendenwirbelsäule. Tatsache ist jedenfalls, dass Blasenleiden und auch die oft damit in Verbindung stehenden Knieschmerzen nach dem Einrichten der Lendenwirbelsäule und vor allem des dritten Lendenwirbels fast immer verschwinden.

Bandscheibenvorfälle im Bereich der Lendenwirbelsäule sind ebenfalls ein sehr wichtiges Thema. Sie kommen hier nämlich sehr häufig vor und sind meist äußerst schmerzhaft. Das kann man leicht nachvollziehen, wenn man sich klarmacht, dass dadurch manchmal die gesamte *Cauda equina*, also das ganze, am unteren Ende des Rückenmarks austretende Nervengeflecht, komprimiert wird. Zu den akuten und sehr schmerzhaften Beschwerden im Lendenwirbelbereich (vor allem im Bereich des 4. Lendenwirbels) gehören auch Ischias (Ischiassyndrom) und Hexenschuss (Lumbago). Letzterer heißt so, weil er einen mitten in einer falschen Bewegung plötzlich erstarren lässt, als sei man vom bösen Fluch einer Hexe getroffen.

Die folgende Tabelle gibt einen Überblick über die wichtigsten Beschwerden, die von Fehlstellungen im Lendenwirbelbereich verursacht werden können. Das heißt gleichzeitig, dass man sie über das Richten der entsprechenden Wirbel positiv beeinflussen kann.

1. Lendenwirbel	Darmprobleme wie Verstopfung oder Durchfall, Kolitis, Darmblutungen
2. Lendenwirbel	Übersäuerung, Bauchkrämpfe, Blinddarmprobleme
3. Lendenwirbel	Schwangerschaftsstörungen, Menstruationsprobleme, Wechseljahresbeschwerden, Impotenz, Blasenleiden, Knieschmerzen
4. Lendenwirbel	Ischias, Hexenschuss, Prostataprobleme
5. Lendenwirbel	Durchblutungsstörungen, Schwellungen und Krämpfe in Füßen und Unterschenkeln

Was sagt der Körper?

Die Haltung der Lendenwirbelsäule beeinflusst die Stellung des Beckens. Alles, was dort über Körpersprache gesagt wurde (Seite 83 f.), gilt also auch hier, aber es gibt noch mehr zu entdecken.

Der untere Rücken und damit die gesamte Lendenwirbelsäule gehört in den Einflussbereich des zweiten Chakras, das häufig pauschal mit Sinnlichkeit und Sexualität in Verbindung gebracht wird. Und wenn es hier Probleme gibt, gibt es natürlich auch Probleme mit der Sexualität. Klar! Aber ist das wirklich so klar? Und ist das die ganze Wahrheit?

Sexualität auf der Ebene dieses Chakras hat vor allem etwas mit der Anziehung und Vereinigung von Gegensätzen zu tun. Und genau darum geht es hier ganz allgemein. Im zweiten Chakra und damit auch im gesamten Bereich der Lendenwirbelsäule ist der Mensch gefordert, sich mit seiner Umwelt in all ihrer Gegensätzlichkeit zu beschäftigen und die Vielfalt mit all ihren Extremen anzuerkennen. Erst dann kann er entscheiden, was für ihn brauchbar oder unbrauchbar ist, was ihm entspricht und was nicht. Auf diese Weise wird ein eigener Standpunkt gefunden, und zwar nicht ein für allemal, sondern in jedem Moment aufs Neue.

Hier geht es darum, ein dynamisches Gleichgewicht zu finden zwischen Geben und Nehmen, Festhalten und Loslassen, Verwerten und Ausscheiden. Unterscheidungsvermögen ist ebenso Thema dieser Körperregion wie Entgiften und Entrümpeln, und zwar auf allen Ebenen.

Auf der Ebene des Körpers findet hier die Endphase der Verdauung statt. Im Dickdarm landen die Reste der Nahrung, nachdem die meisten Nährstoffe bereits aufgenommen wurden. Nun wird noch das Wasser absorbiert, und dann fressen Milliarden von Bakterien die unverdaulichen Fasern auf, bevor der Rest ausgeschieden wird. Wenn dieser Prozess reibungslos abläuft, können sich keine gefährlichen Ablagerungen bilden. Doch damit er reibungslos ablaufen kann, brauchen die Bakterien der Darmflora Futter in Form von unverdaulichen Fasern. Ballaststoffe sind ein gutes Beispiel dafür, dass man manchmal auch Dinge aufnehmen muss, deren Nutzen sich nicht auf den ersten Blick erschließt, damit die hungrigen Geister in der Tiefe etwas haben, wovon sie sich ernähren können, statt sich plötzlich gegen einen zu wenden und beispielsweise körpereigenes Gewebe anzugreifen.

Das kann man auch auf andere Ebenen übertragen. Wie will man zum Beispiel befriedigende Entscheidungen treffen, wenn man bestimmte Möglichkeiten von vornherein ausschließt, nach dem Motto »Also *so etwas* kann ich mir gar nicht vorstellen« oder »*Das* kommt für mich überhaupt nicht infrage« oder noch kategorischer »Das gehört sich einfach nicht, und das macht auch kein vernünftiger Mensch«? Wie will man Neues entstehen lassen, wenn man buchstäblich auf Biegen und Brechen am scheinbar Bewährten festhält? Und wie will man seinen eigenen Standpunkt finden, wenn man gar keine Ahnung hat, zwischen welchen Polen man sich bewegt und von wo aus man eigentlich gesteuert wird?

Dass Frauen und Mädchen mehr Probleme in diesem Bereich der Wirbelsäule haben, verwundert nicht, denn sie haben eine stärkere Tendenz, sich anzupassen und in ihren Wahlmöglichkeiten einschränken zu lassen. »Aber was ist mit der Emanzipation?«, werden manche jetzt empört aufschreien. »Und was mit den Bildungschancen für Mädchen, den Krippenplätzen für die Babys der berufstätigen Frauen und überhaupt?« Stimmt, in dieser Hinsicht hat sich viel getan, aber ist wirklich das dabei herausgekommen, was sich die Frauen erträumt haben? Hat es ihnen wirklich mehr Wahlmöglichkeiten beschert oder einfach nur die Möglichkeit, die Männerspiele mitzuspielen, nur leider meistens nicht nach ihren Regeln, sondern nach den Regeln einer Arbeitswelt, die auch für die Männer immer enger, immer spezialisierter und immer unbarmherziger wird. Da hat kaum noch einer Zeit, in aller Ruhe seine Berufung zu finden, weil die berufliche Karriere alle Energien frisst und zum reinen Selbstzweck wird. Da mitzuspielen heißt für Frauen: gut aussehen und fit sein, mentale und emotionale Intelligenz an den Tag legen, Beruf und Familie unter einen Hut bringen und am besten noch einem wichtigen Mann den Rücken freihalten und zu Willen sein – dem eigenen zu Hause, dem Chef am Arbeitsplatz oder beiden abwechselnd. Ein bisschen viel? Ach was, alles eine Frage der

Organisation! In so einem Leben ist alles stromlinienförmig auf Effektivität und Funktionalität ausgerichtet, auch die Freizeit. Dabei merkt man gar nicht mehr, dass man sich freiwillig zum Hofnarren macht, der mit dem Knie auch gleich noch den Rücken beugt, weil es angeblich nicht anders geht, wenn man »den Anschluss nicht verpassen« will.

Neben denen, die sich ständig abhetzen und alles tun, um den Anschluss nicht zu verpassen, gibt es natürlich auch noch diejenigen, die ihn schon verpasst zu haben glauben. Sie geben sich ihrer Antriebslosigkeit hin und rechtfertigen sich damit,

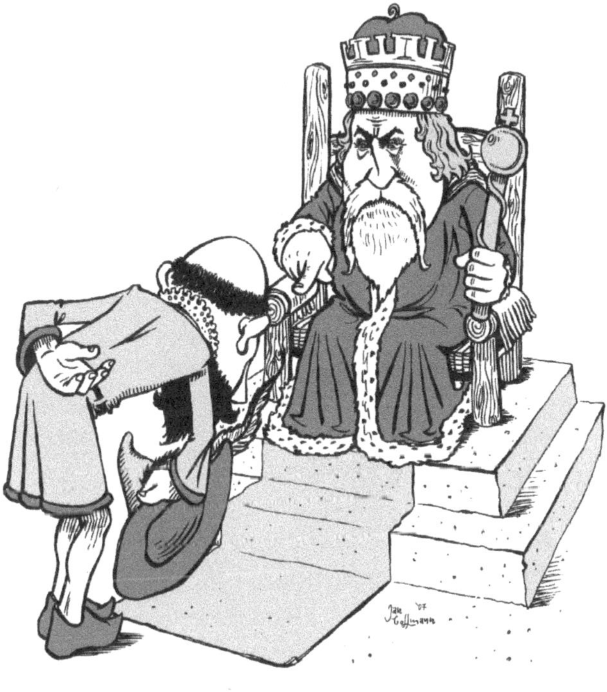

dass man ja froh sein muss, einen Arbeitsplatz, einen Partner, ein Häuschen und was auch immer zu haben. Es ist zwar nicht optimal, aber »heutzutage« kann man das doch nicht einfach aufgeben und dann vielleicht ohne jede Sicherheit dastehen.

In beiden Fällen fehlt es an Urvertrauen. Wer glaubt, seinen eigenen Rhythmus aufgeben und sein Tempo permanent beschleunigen zu müssen, um die Nase immer ganz vorn zu haben, ist genauso arm dran wie derjenige, der sich vor lauter Angst lieber gar nicht mehr vom Fleck rührt – weder körperlich noch geistig.

Beide Haltungen bewirken Fehlspannungen in den Muskeln des unteren Rückens und können zu Fehlstellungen der Lendenwirbel führen.

Was macht der Behandler?

Fehlstellungen der Lendenwirbel werden aufgespürt und behandelt, während Sie leicht vornüber gebeugt stehen und sich mit den Händen auf einem Tisch oder der Behandlungsliege abstützen. Der Behandler legt die Daumen beider Hände rechts und links neben die Wirbelsäule und tastet diese von unten nach oben ab, bis er einen falsch stehenden Wirbel ausfindig gemacht hat. Dieser Wirbel wird nun mit dem Daumen in die richtige Position geschoben, und zwar am Dornfortsatz. Während der gesamten Prozedur pendeln Sie ganz locker und aus der Hüfte heraus mit dem gegenüberliegenden Bein und atmen dabei so langsam wie möglich aus – gern auch möglichst hörbar, denn je entspannter Sie sind, desto besser. Und wenn der Behandler hört, wie Sie ausatmen, weiß er automatisch, wann er den Wirbel am leichtesten an seinen Platz schieben kann.

SELBSTHILFEÜBUNG
für die Lendenwirbelsäule

Stellen Sie sich so mit dem Rücken gegen eine nicht allzu spitze Kante (Türrahmen, Schrank), dass Sie Ihre Lendenwirbelsäule deutlich spüren können. Das geht natürlich nur mit lockeren, also nicht durchgedrückten Knien beziehungsweise ein klein wenig nach vorn geneigtem Oberkörper. Das jeweilige Standbein wird etwas erhöht, zum Beispiel dadurch, dass Sie sich auf ein Brett oder ein Telefonbuch stellen. Die Kante des Türrahmens oder Möbelstücks liegt natürlich nicht direkt auf den Dornfortsätzen, sondern daneben – erst rechts, dann links. Wenn Sie auf diese Weise eine empfindliche Stelle ausfindig gemacht haben, üben Sie so viel Druck darauf aus, wie Sie noch als wohltuend empfinden. Schmerzen sollte dieser Druck auf keinen Fall. Während der gesamten Prozedur schwingen Sie mit dem gegenüberliegenden Bein ganz locker aus der Hüfte heraus. Das schwingende Bein befindet sich auf der Seite, nach der Sie den Wirbel schieben.

Stoff zum Nachdenken: Frauen und Stöckelschuhe

Das häufige Tragen hochhackiger Schuhe gilt als gesundheitlich bedenklich – mit Recht: Von Durchblutungsstörungen über Muskel- und Sehnenverkürzung bis zu Gelenkdeformationen und Kreuzschmerzen reichen die möglichen Beschwerden, die dadurch ausgelöst werden. Was liegt also näher, als Frauen und Mädchen zu »vernünftigen« Schuhen zu raten? Generationen von Orthopäden haben das getan, Eltern und andere vernünftige Personen haben ihnen beigepflichtet. Dennoch stehen Stöckelschuhe immer noch hoch im Kurs, und kaum eine Frau will ganz darauf verzichten. Statt also pauschal über Stöckel, Pumps und High Heels zu wettern und Gesundheitstreter zu verordnen, sollten sich ganzheitliche

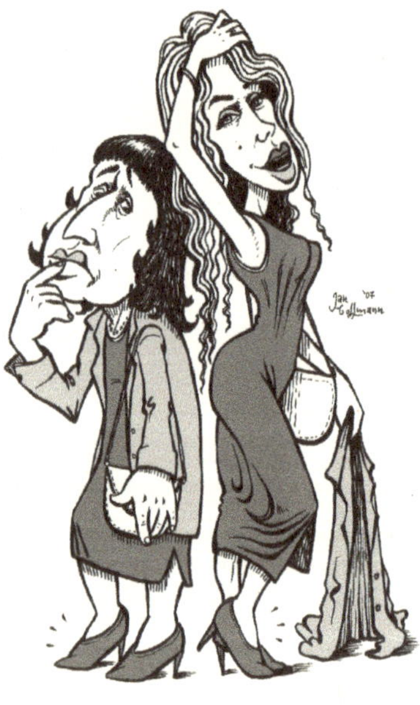

Berater in Sachen Gesundheit zunächst fragen, welche Funktion diese Schuhe für ihre Trägerinnen erfüllen. Und wenn Sie, liebe Leserin, gern Stöckelschuhe tragen, können Sie sich das natürlich auch fragen.

Der Ursprung des hohen Absatzes liegt im Dunkeln. Als gesichert gilt jedoch, dass er in Europa erst im 16. Jahrhundert auftauchte und von Wohlstand und Adel zeugte. Getragen wurden Schuhe mit Absätzen damals übrigens von Männern und auch nicht zum Gehen, sondern zum Reiten. Man konnte sich damit einfach besser in die Steigbügel einhaken. Die Französische Revolution machte erst mal wieder Schluss mit den hohen Absätzen – wie mit so vielem, was von Adel zeugte. Erst in der höfischen Mode des 18. Jahrhunderts kamen Absätze wieder auf, wieder vor allem an Herrenschuhen.

In den 1950er-Jahren waren Damenschuhe mit superspitzer Spitze und sogenannten Pfennigabsätzen modern – die Stöckelschuhe. Pfennigabsatz ist eigentlich noch übertrieben, denn meist war die Auflagefläche des Absatzes noch kleiner als der Durchmesser eines Pfennigstücks, was den Gang der Frau, die solche Schuhe trug, entsprechend unsicher machte. Stöckelschuhe galten in den prüden Fünfzigern als wichtigstes Attribut der sexuell attraktiven und angriffslustigen Frau. Sexuell attraktiv zu sein war sehr wichtig in dieser Zeit, in der es das höchste Ziel eines jeden Mädchens war, sich einen Mann zu angeln, der eine Familie ernähren konnte. Nach der Hochzeit Hausfrau und Mutter zu sein, war also das Ziel dieser aufgesetzten sexuellen Angriffslust. In den Brauteschulen der 1950er-Jahre lernte man nicht nur Kochen, Backen, Nähen und Benimm, sondern auch Tanzen und das richtige Gehen in hochhackigen Schuhen: Becken vorschieben, Schultern zurück, Füße ein wenig nach außen, ein Buch auf dem Kopf balancieren, kleine Schritte machen und dabei den Schwerpunkt zwischen Fußballen und Ferse halten.

Ja, das geht alles, wenn man ein lohnendes Ziel vor Augen hat. Leider haben viele Frauen dieser Generation die Stöckel auch nach der Heirat weiter getragen – sicherheitshalber vielleicht, damit sich der Verdiener nicht auch noch anderweitig umschaut. Schließlich hatten sie sich so daran gewöhnt, dass sie am Ende gar keine absatzlosen Schuhe mehr tragen konnten, weil ihre Achillessehnen zu stark verkürzt waren.

Spätestens in den 1980er-Jahren waren die meisten Frauen emanzipiert und suchten nun nicht mehr vor allem den Mann, der die Familie ernährt, sondern vielmehr einen gut bezahlten Job für sich selbst. Und zum Businesskostüm passten angeblich nur schicke Schuhe mit hohen Absätzen. Bräuteschulen gab es längst nicht mehr, und statt sich mit Hauswirtschaft, Benimm und richtigem Gehen zu beschäftigen, hatten diese Frauen »was Anständiges« gelernt. Sie verbrachten und verbringen ihren Alltag nun häufig an einem Arbeitsplatz, wo sie stundenlang in Pumps herumlaufen oder gar herumstehen müssen, um sich in einer Männerwelt behaupten zu können. Mit den Waffen einer Frau? Oder mit den Waffen einflussreicher Männer aus einer anderen Epoche (siehe oben)? Diejenigen, die glauben, mit den Waffen einer Frau kämpfen zu müssen, stehen vielleicht als Verkäuferin oder Besitzerin einer Boutique hinter dem Ladentisch, während sich die anderen auf dem politischen Parkett die Füße ruinieren.

Alle Frauen mit einer Hassliebe für Pumps verweise ich auf den ersten Satz dieses Abschnitts. »Das *häufige* Tragen …« steht da, und das heißt: Wenn Ihre Fußmuskeln stark und Ihre Fußgelenke gesund sind, spricht nichts dagegen, dass Sie ab und zu mal Schuhe mit hohen Absätzen tragen – einfach weil Ihnen das Spaß macht und Sie sich damit irgendwie größer und selbstbewusster fühlen. Und wenn Sie dann auch noch souverän genug sind, bequemere Schuhe anzuziehen, wenn sich Ihre Füße schmerzhaft bemerkbar machen, ist eigentlich alles in Ordnung.

Was schlucke ich und was nicht?
Die untere Brustwirbelsäule

Die gesamte Brustwirbelsäule besteht aus zwölf Wirbeln, die sich insofern von den anderen Wirbeln unterscheiden, als sie mit Rippen verbunden sind und gemeinsam mit diesen und dem Brustbein den Brustkorb bilden. Genauer gesagt heißt das: Je ein Wirbel ist an vier Stellen – rechts und links des Wirbelkörpers sowie an den Querfortsätzen – über flache Gelenke mit dem entsprechenden Rippenpaar verbunden. Die oberen Rippenpaare sind außerdem über biegsame Knorpelverbindungen am Brustbein befestigt. Die unteren Rippenpaare sind entweder durch Knorpel mit den darüber liegenden Rippen und über diese indirekt mit dem Brustbein verbunden, oder sie haben als sogenannte »wandernde Rippen« überhaupt keine Verbindung zum Brustbein.

Die Dornfortsätze der meisten Brustwirbel sind relativ lang und stärker nach unten geneigt als bei den anderen Wirbeln.

Im Bereich der unteren Brustwirbelsäule sind neben Drehungen und Vorwärtsbeugen die umfangreichsten Seitwärtsbeugen möglich. Der Bewegungsspielraum nach hinten ist eingeschränkt, aber nicht so stark wie im Bereich der oberen Wirbelsäule.

Die Trennung in untere und obere Brustwirbelsäule, die ich hier vorgenommen habe, ergibt sich aus meiner Beobach-

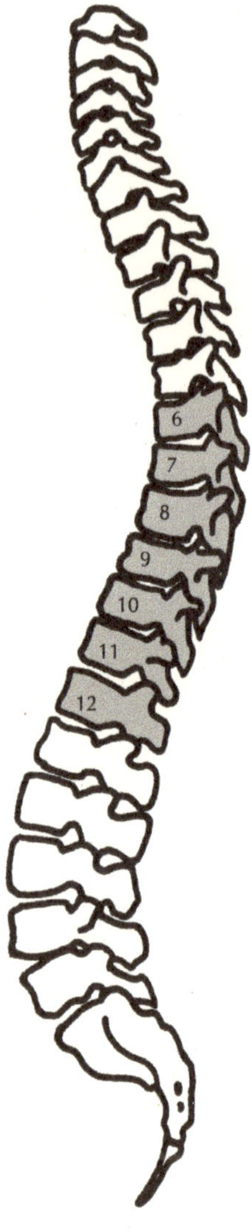

6
7
8
9
10
11
12

tung, dass der untere Teil der Brustwirbelsäule zusammen mit der Lendenwirbelsäule und dem Becken unser Verhältnis zu anderen Menschen und der Umwelt allgemein widerspiegelt, während der obere Teil der Brustwirbelsäule und die Halswirbelsäule eher anzeigen, welches Verhältnis wir zu uns selbst haben. Zufällig deckt sich diese Beobachtung mit der Zuordnung der Wirbelsäule zu den Chakren, wie sie aus alten indischen Texten hervorgeht und auch von modernen Geistheilern wie beispielsweise Horst Krohne bestätigt wird. Demnach gehört dieser Abschnitt der Wirbelsäule in den Einflussbereich des dritten Chakras (Milz- oder Solarplexus-Chakra).

Probleme im Bereich der unteren Brustwirbelsäule

Die folgende Tabelle gibt einen Überblick über die wichtigsten Beschwerden, die von Fehlstellungen der unteren Brustwirbel verursacht werden können. Das heißt gleichzeitig, dass man sie über das Richten der entsprechenden Wirbel heilen oder zumindest lindern kann.

6. Brustwirbel	Magenbeschwerden, Sodbrennen, Magenschleimhautentzündungen
7. Brustwirbel	Diabetes, Zwölffingerdarmgeschwüre, Verdauungsbeschwerden, häufiger Schluckauf
8. Brustwirbel	Milzprobleme, Immunschwäche

9. Brustwirbel	Allergien, gestörte Hormonproduktion in den Nebennieren
10. Brustwirbel	Nierenprobleme, Hautprobleme
11. Brustwirbel	Hauterkrankungen, Bettnässen
12. Brustwirbel	Blähungen, Wachstumsstörungen

Auch Skoliosen (siehe Seite 121 f.) kommen in diesem Bereich häufig vor.

Was sagt der Körper?

Die Körperzone um die untere Brustwirbelsäule sagt ganz allgemein etwas darüber aus, wie wir mit unseren Mitmenschen kommunizieren. Hier wird deutlich, ob wir uns für andere interessieren, wie wir Einflüsse von außen verarbeiten, wie selbstbewusst wir auftreten und wie gut wir unsere Interessen anderen gegenüber vertreten können. Was von hier ausgestrahlt wird, ist im besten Fall natürliche Autorität oder Charisma – etwas, das viele haben wollen, das man sich aber offenbar nicht so einfach aneignen kann.

Wir befinden uns in dem Bereich des Körpers, in dem die aufgenommene Nahrung verdaut und in *Energie* umwandelt wird. Außerdem sind hier erstaunlich viele Hormonhersteller am Werk: Der Magen produziert Hormone, welche die Herstellung von Verdauungsenzymen anregen. Die von der Bauchspeicheldrüse produzierten Hormone regulieren den Blutzuckerspiegel. Das von den Nieren abgesonderte Hormon regt die Produktion der roten Blutkörperchen an. Die von den Nebennieren produzierten Hormone steuern die Reaktionen des Körpers unter Stress.

Das *Klinische Wörterbuch* definiert Hormone als »chemische Signalstoffe, ... die über das Blut ihre Erfolgsorgane erreichen und bereits in sehr geringen Konzentrationen deren Stoffwechsel in charakteristischer Weise beeinflussen« (Pschyrembel, Seite 694). Und genau das passiert hier auch auf der energetisch-kommunikativen Ebene: Wir senden Signale aus, die »bereits in sehr geringen Konzentrationen« den Austausch mit anderen »in charakteristischer Weise beeinflussen«.

Charisma ist keine Frage von großen Gesten oder vielen Worten, sondern eher eine Frage der Chemie, sprich: der eigenen inneren Einstellung. Eine stets um Harmonie bemühte »Habt mich doch bitte lieb«-Haltung ist im Umgang mit anderen genauso wenig hilfreich wie ein kategorisches »Hier wird gemacht, was ich sage!« Auch wenn wir uns noch so sehr bemühen, nichts davon nach außen dringen zu lassen, wirken beide Geisteshaltungen schon in geringster Konzentration. Im einen Fall mag man Sie vielleicht, respektiert Sie aber nicht. Im anderen fürchtet man Sie, kann Sie aber nicht ausstehen. Beides wird sich auf Dauer nicht vorteilhaft auswirken, weder auf Ihre Wirbelsäule noch auf die davon beeinflussten Organe.

Was macht der Behandler?

Bei Fehlstellungen der unteren Brustwirbel handelt es sich meistens um Verdrehungen oder seitliche Verschiebungen, die auf eine zu starke Orientierung nach einer Körperseite zurückzuführen sind. Das kann eine rein körperliche Orientierung sein, zum Beispiel ständiges Bücken oder Strecken nach einer Seite, aber auch eine allzu starre und einseitige Geisteshaltung.

Fehlstellungen der unteren Brustwirbel werden auf die gleiche Weise aufgespürt und behandelt wie Fehlstellungen der Lendenwirbel. Als Patient stehen Sie leicht vornüber gebeugt und stützen sich mit den Händen auf einen Tisch oder die Behandlungsliege. Der Behandler legt die Daumen beider Hände rechts und links neben die Wirbelsäule und tastet diese von unten nach oben ab, bis er einen falsch stehenden Wirbel ausfindig gemacht hat. Dieser Wirbel wird nun mit dem Daumen am Dornfortsatz in die richtige Position geschoben. Während der gesamten Prozedur pendeln Sie ganz locker aus der Hüfte heraus mit dem gegenüberliegenden Bein und atmen dabei so langsam wie möglich aus – gern auch möglichst hörbar, denn je entspannter Sie sind, desto besser. Und wenn der Behandler hört, wie Sie ausatmen, weiß er automatisch, wann er den Wirbel am leichtesten an seinen Platz schieben kann.

SELBSTHILFEÜBUNG
für die untere Brustwirbelsäule

Stellen Sie sich so mit dem Rücken gegen eine nicht allzu spitze Kante (Türrahmen, Schrank), dass Sie Ihre untere Brustwirbelsäule deutlich spüren können. Die Kante des Türrahmens oder Möbelstücks liegt dabei natürlich nicht auf, sondern neben den Dornfortsätzen, erst rechts, dann links. Wenn Sie auf diese Weise eine empfindliche Stelle ausfindig gemacht haben, üben Sie so viel Druck darauf aus, wie Sie noch als wohltuend empfinden. Schmerzen

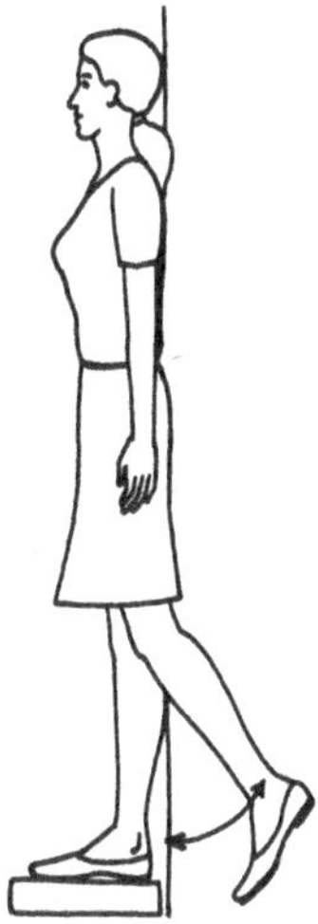

sollte der Druck auf keinen Fall. Während der gesamten Prozedur schwingen Sie mit dem gegenüberliegenden Bein ganz locker aus der Hüfte heraus. Dieses Bein ist das Bein, in dessen Richtung Sie den Wirbel schieben.

Stoff zum Nachdenken: Mobbing

Unter »Risiken für chronische Rückenschmerzen« listet die Zeitschrift ÖKO-TEST in ihrer Sonderausgabe *Kompakt Rücken* (Seite 28) unter anderen »eine hohe Belastung durch anhaltenden Stress im Beruf« und »Unzufriedenheit am Arbeitsplatz, Mobbing« auf. Mobbing ist ein neues Wort für ein altes Thema. Schon in der Generation unserer Großmütter hieß es: »Es kann der Frömmste nicht in Frieden leben, wenn es dem bösen Nachbarn nicht gefällt.« Und auch wer sich am Arbeitsplatz nicht direkt gemobbt fühlt, hat sicher schon das eine oder andere Mal gedacht: »Wie viel ruhiger und effektiver könnte das hier alles laufen, wenn sich diese blöde Zicke oder jener Tyrann einfach in Luft auflösen würde.«

Man sollte ja meinen, dass der rein berufliche Umgang mit Menschen sehr viel einfacher sei als das tägliche Leben mit einem Partner und diversen Familienangehörigen, denn schließlich spielen »große Gefühle« am Arbeitsplatz selten eine Rolle. Kollegen, Vorgesetzte und Kunden muss man weder lieben noch hassen, denn das wäre einfach zu viel des emotionalen Engagements. Es genügt völlig, auf der professionellen Ebene Zugang zu ihnen zu finden und halbwegs sympathische Verhältnisse aufzubauen.

Arbeitskollegen sind übrigens auch keine seelischen Mülleimer, bei denen man seinen, wo auch immer angesammelten, Frust nach Belieben abladen kann. Auch wenn die eine oder andere Kollegin (meistens sind es Frauen) offenbar Anteil an Ihren privaten Problemen nimmt, sollten Sie ihr nicht ständig etwas vorjammern, denn letztlich begeben Sie sich damit in eine schwache Position und machen sich selbst nicht nur zum Opfer, sondern auch zum Spielball anderer. Auch gut gemeinte Ratschläge sind mit Vorsicht zu genießen. Gewöhnen Sie sich an, Ratschläge nur von den Menschen anzunehmen, die auf dem Gebiet, auf das sich der Rat bezieht, besser sind als Sie selbst. Wie heißt es in dem Werbespot so schön? »Vielleicht hätten Sie jemanden fragen sollen, der sich mit so was auskennt.«

Für Vorgesetzte gilt, dass sie sich ebenfalls um ein sympathisches Verhältnis zu ihren Mitarbeitern bemühen sollten, was freilich nicht dasselbe ist wie sich anzubiedern. Der ideale Vorgesetzte ist ohne Wenn und Aber bereit, Verantwortung zu tragen, und zwar nicht nur für das Geschäftsergebnis, sondern auch für die Menschen, denen er vorgesetzt ist. Er bleibt Mensch und respektiert andere, weil sie auch Menschen sind.

Bis hierher klingt alles noch relativ einfach, aber leider hat man es am Arbeitsplatz nicht immer nur mit Menschen zu tun, die wissen, wer sie sind und was sie können, und die sich aus dieser inneren Gewissheit heraus ganz klar und eindeutig den ihnen zustehenden Raum nehmen. Nicht mehr und nicht weniger. Die Zeitgenossen, von denen zu Beginn dieses Kapitels die Rede war, sind nicht damit zufrieden, an ihrem Platz ihr Bestes zu geben und andere in Ruhe zu lassen. Manchmal scheint es sogar, als bestünde ihr einziger Lebenszweck darin, anderen Menschen auf die Nerven zu gehen. Sie benehmen sich hochnäsig, aggressiv, unhöflich und respektlos. Sie tuscheln hinter unserem Rücken und intrigieren gegen uns. Sie jammern uns stundenlang die Ohren voll und reagieren sofort beleidigt, wenn wir mal nicht zuhören wollen. Sie rücken uns ständig zu nah auf die Pelle, knallen uns mit Arbeit zu und so weiter. Diese Art der Belästigung, Mobbing genannt, kann in Kombination mit anderen Faktoren wie Stress und einem zu hohen Arbeitspensum auf Dauer ernsthaft krank machen. Eine Dorn-Behandlung kann zwar bewirken, dass die Folgen des Mobbings – Rückenschmerzen, Verdauungsstörungen, Magenprobleme etc. – kurzfristig verschwinden, aber damit ist die Ursache ja noch nicht behoben. Wenn Sie Mobbing-Opfer geworden sind, müssen Sie lernen, sich der ständigen Übergriffe und Grenzverletzungen zu erwehren. Sie können natürlich auch einfach den Arbeitsplatz wechseln, aber solange Sie nicht erkannt haben, was dort gelaufen ist und warum ausgerechnet Sie zum Opfer wurden, gibt es keine Garantie dafür, dass Ihnen dasselbe am nächsten Arbeitsplatz nicht wieder passiert. Was also können Sie tun?

Verschwenden Sie Ihre Energie nicht damit, das »Problem« ansprechen oder diskutieren zu wollen. Wer Ihre Grenzen auf diese Weise verletzt, wird dies natürlich nie zugeben und alles, was sie ihm oder ihr vorwerfen, als Einbildung oder Überempfindlichkeit Ihrerseits abtun.

Gehen Sie lieber auf Abstand, und zwar im wahrsten Sinne des Wortes. Versuchen Sie, die ganze Situation wie ein Spiel zu betrachten. Dann wird Ihnen vielleicht auffallen, dass Sie immer viel zu schnell und bereitwillig auf Ihre nörgelnde Kollegin oder Ihren fordernden Kollegen eingehen und diese Bereitschaft auch noch dadurch unterstützen, dass Sie sich ein bisschen zu weit nach vorn neigen, wenn Sie dieser Person am Tisch gegenübersitzen. Probieren Sie zur Abwechslung mal, sich zurückzulehnen, nur mit halbem Ohr zuzuhören und sich nebenbei noch mit diesem oder jenem zu beschäftigen. Das mag nicht sehr höflich sein, aber Sie verhindern damit einerseits, dass Sie zu sehr vereinnahmt werden, und haben andererseits Gelegenheit, die Körpersprache der anderen Person zu studieren und die Situation mehr intuitiv wahrzunehmen.

Am Telefon lassen sich Grenzen besonders leicht ziehen. Lassen Sie den unangenehmen Gesprächspartner einfach reden, während Sie sich aufs Schweigen konzentrieren und ansonsten gespannt abwarten, wie lange es dauert, bis der andere merkt, dass hier irgendwas »anders« läuft als sonst. Es dürfte übrigens schwierig für Ihren Gesprächspartner werden, Ihnen etwas vorzuwerfen, denn Sie waren ja nicht unhöflich oder aufbrausend, sondern haben einfach nur nichts gesagt.

Sagen Sie nur Ja, wenn Sie auch Ja sagen wollen. Ansonsten sagen Sie Nein und atmen danach aus. Durch dieses Ausatmen verschließen Sie sich und signalisieren: Hier ist Schluss!

Das sind nur ein paar kleine, ganz einfache Tipps. Sie lösen sicherlich nicht jedes Problem, aber für den Anfang sind sie ganz brauchbar.

Skoliose

Unter dem Begriff *Skoliose* finden wir in Netters *Orthopädie* folgende allgemeine Definition: »eine fixierte Verkrümmung in der Frontalebene mit Verdrehung der Wirbelsäule und sekundär der Rippen ... Ihre Ursache bleibt oft unklar« und: »Abzugrenzen von diesen Skoliosen sind die funktionellen Skoliosen, zum Beispiel bei Beckenschiefstand oder Ischialgien, bei denen die Wirbelkörper nicht verdreht sind« (Netter, Seite 394). Die zuletzt genannten Skoliosen haben wir bereits in Zusammenhang mit dem Beckenschiefstand angesprochen (Seite 80 f.). Sie lassen sich relativ einfach behandeln und bilden sich in den meisten Fällen vollständig zurück. Skoliosen mit fixierter Verkrümmung der Wirbelsäule können je nach ihrer Entstehungsgeschichte in verschiedene Gruppen eingeteilt werden. Es gibt angeborene Skoliosen als Folge von Fehlbildungen der Wirbelkörper sowie Skoliosen, die durch rachitische Knochenerweichung, Entzündungen oder Verbrennungen, Lähmungen, Muskel- und Bindegewebserkrankungen oder Tumoren entstanden sind. Der Klassifikation in Netters *Orthopädie* zufolge gehören jedoch etwa 80 bis 90 Prozent aller Skoliosen zu der »möglicherweise inhomogenen Gruppe« der Skoliosen mit »noch unbekannter Ursache« (Netter, Seite 394).

Über diese Form der Skoliose (idiopathische Skoliose) weiß man immerhin schon, dass es sich »nicht vorrangig um eine Knochen- und Gelenkaffektion, sondern vielmehr um die

Reaktion auf ein gestörtes neuromuskuläres Gleichgewicht handelt« (Netter, Seite 396), die vor allem bei pubertierenden Mädchen zu beobachten ist. Das heißt nicht, dass solche Skoliosen nicht auch schon früher auftreten, wohl aber, dass sie sich während des Wachstumsschubs vom 10. bis zum 18. oder 19. Lebensjahr deutlich verschlimmern. 70 Prozent aller Behandlungsbedürftigen, die an dieser sogenannten Adoleszentenskoliose leiden, sind weiblichen Geschlechts (vgl. Netter, Seite 396).

Eine Skoliose bringt, abgesehen von einem wenig ästhetischen Aussehen (in schweren Fällen bildet sich auf einer Seite des Rückens ein gut sichtbarer Buckel), auch eine Beeinträchtigung der inneren Organe mit sich, deren Raum und damit auch Funktionsfähigkeit durch die Verkrümmung deutlich eingeschränkt ist.

Was sagt der Körper?

Die extreme Verkrümmung der Wirbelsäule durch eine Skoliose – am häufigsten irgendwo zwischen dem vierten Brustwirbel und dem vierten Lendenwirbel – bewirkt natürlich auch, dass der davon betroffene Mensch deutlich kleiner ist, als er sein könnte, wäre seine Wirbelsäule gerade ist. Ich habe außerdem festgestellt, dass es einen Zusammenhang zwischen der Krümmung der Wirbelsäule und dem Körpergewicht gibt. Eine starke Linkskrümmung der Wirbelsäule geht oft mit Übergewicht einher, während eine starke Rechtskrümmung, die bei Skoliose-Patienten allgemein wesentlich häufiger vorkommt, in mehr als der Hälfte der von mir dokumentierten Fälle mit besonderer Schlankheit bis hin zu Magerkeit verbunden ist.

Für die heranwachsende Frau, um die es hier ja in erster Linie geht, heißt das etwas überspitzt formuliert: Statt ihren eigenen Standpunkt zwischen den Polaritäten zu finden, sich durchzusetzen und mit Mut und Lebensfreude nach oben zu streben, um schließlich zu ihrer wahren Größe zu stehen, verleugnet sie ihre eigenen Bedürfnisse, passt sich an, damit sie von allen akzeptiert wird, und macht sich dabei häufig klein und dünn bis zur Unsichtbarkeit.

Jugendliche Skoliose-Patientinnen sind nette, überangepasste Mädchen, die es am liebsten jedem recht machen würden: Eltern, Lehrern, Klassenkameraden, den Leuten allgemein und dem Freund natürlich ganz besonders. Harmonie geht ihnen über alles. Bei einer solchen Grundeinstellung sind Enttäuschungen natürlich vorprogrammiert und stellen sich dann auch mit schöner Regelmäßigkeit ein. Und wenn sie wieder einmal enttäuscht wurden, geben sich Skoliose-Patientinnen meistens noch selbst die Schuld daran, indem sie sich zum Beispiel einreden: Meine Eltern haben sich scheiden lassen, weil ich nicht lieb genug war, und jetzt weiß ich nicht mehr, wem von beiden ich mich mehr anpassen soll, um geliebt zu werden. Anpassung kann bei solchen Mädchen auch bedeuten, dass sie sich einem Vorbild so angleichen, dass sie geradezu ihre Identität verlieren, etwa durch Partnerlook oder das Annehmen von Gewohnheiten, die den eigenen völlig zuwiderlaufen.

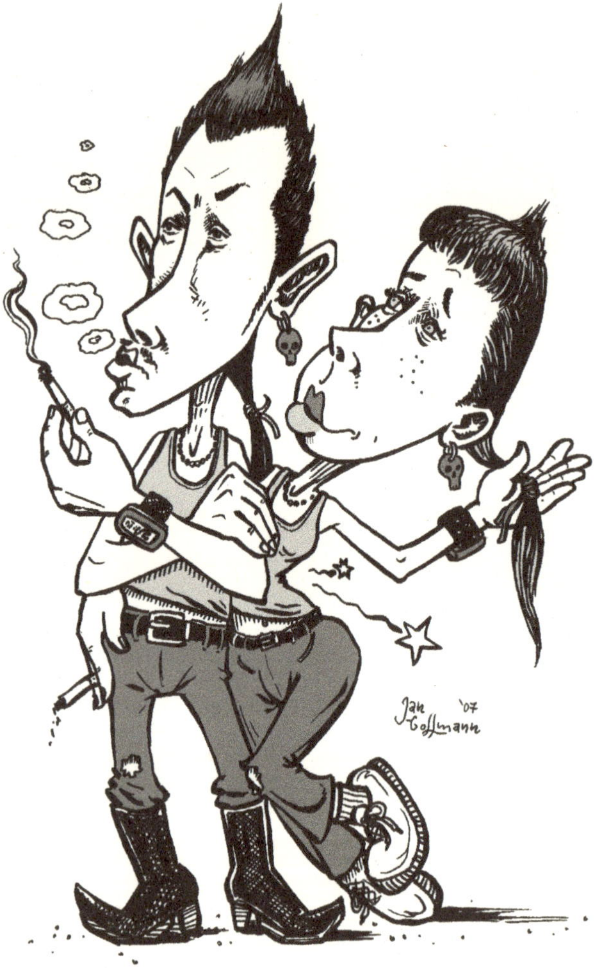

Was macht der Behandler?

Obwohl Skoliosen immer noch als unheilbar gelten, wurden schon viele Menschen, die daran litten, mit der Methode Dorn erfolgreich behandelt. Allerdings gilt hier noch mehr als bei allen anderen Behandlungen: *Niemand kann Sie heilen. Sie heilen sich immer nur selbst.* Um eine Skoliose zu heilen oder auch nur zu lindern, brauchen sie vor allem viel Geduld und Ausdauer. Auch mithilfe der Methode Dorn sind hier keine schnellen Erfolge zu erwarten. Stellen Sie sich also darauf ein, dass der Heilungsprozess etwas länger dauert (meist mindestens sechs Wochen) und dass Ihre Mitarbeit in hohem Maße gefragt ist.

Das hat aber auch sein Gutes, denn schließlich müssen Sie im Laufe dieses Prozesses auch Ihre Einstellung gründlich hinterfragen. Wie bei allen anderen Dorn-Behandlungen kontrolliert der Behandler zunächst die Beinlängen, um eventuelle statisch bedingte Ursachen der Skoliose aufzuspüren und zu beseitigen. Danach richtet er die Wirbelsäule Abschnitt für Abschnitt von unten nach oben, wobei die Abschnitte in etwa denen entsprechen, die in den Kapiteln dieses Buches behandelt wurden: Becken mit Kreuzbein und Steißbein, Lendenwirbelsäule, untere Brustwirbelsäule, obere Brustwirbelsäule, Halswirbelsäule.

Der Patient bekommt Hausaufgaben zu jedem Abschnitt, die er oder sie gewissenhaft machen muss. Das heißt: Die Übungen müssen eine festgelegte Zeit lang mindestens dreimal täglich gemacht werden, wenn der Erfolg der Behandlung dauerhaft sein soll.

Während der gesamten Behandlung dürfen keinerlei Anstrengungen unternommen werden, die dem Aufbau der Rückenmuskulatur dienen. Die Rückenmuskeln sollten nicht hart sein, damit Veränderungen an der Wirbelsäule überhaupt möglich sind und sich die Wirbel anschließend an die veränderten Verhältnisse gewöhnen können.

SELBSTHILFEÜBUNGEN bei Skoliose

Der Erfolg dieser Behandlung und aller Übungen, die Sie zu Hause selbst machen, hängt mehr von Ihrer Entschlossenheit und Ausdauer ab als von der Stärke des Drucks, den Sie auf den entsprechenden Abschnitt der Wirbelsäule ausüben. Die Selbsthilfeübungen, die auf Seite 103 und 114f. bereits vorgestellt wurden, sind denkbar einfach und sollen natürlich auf keinen Fall schmerzen. Wichtig ist nur, dass sie dreimal täglich ein paar Minuten lang gemacht werden, und zwar so lange, bis alle Abschnitte des Rückens auf diese Weise behandelt wurden. Wenn Sie zwischendurch aufgeben, kehrt Ihre Wirbelsäule sofort wieder in ihren alten Zustand zurück.

Es ist sehr hilfreich, während des Übens Sätze wie »Ich will erwachsen werden« oder »Ich will aufrecht durchs Leben gehen« vor sich hin zu sprechen. Damit erreichen Sie, dass Ihre Aufmerksamkeit während des Übens auf das Ziel gerichtet ist, das Sie mit all dem erreichen wollen.

Funktioniert das immer?

Nach etwa drei Wochen regelmäßigen Übens sollte ein erfahrener Dorn-Behandler bereits eine Verbesserung erkennen können. Vielleicht ist der betreffende Abschnitt der Wirbelsäule dann schon so gerade, dass der nächste behandelt werden kann. Wenn die Verbesserung noch nicht wirklich deutlich auszumachen ist, sollte sich der Patient noch einmal drei Wochen lang mit demselben Wirbelsäulenabschnitt beschäftigen. Wenn Sie als Behandler feststellen müssen, dass der Patient nicht geübt hat, sollten Sie die Behandlung nicht fortsetzen, denn ohne die aktive Mitarbeit des Betroffenen können Sie nichts bewirken.

Es kann alle möglichen Gründe haben, warum ein Patient die Mitarbeit verweigert, aber es kommt vor – und dann sind Sie als Behandler machtlos. Sehen Sie auf jeden Fall davon ab, solche Patienten durch »gutes« Zureden und weitere Terminvereinbarungen unter Druck zu setzen, sondern sagen Sie sich, dass hier offenbar zunächst ein paar andere Dinge aufgeklärt und erlöst werden wollen.

Und wenn nicht, warum nicht?

Wenn Sie als Betroffene oder Betroffener mehr über die verborgenen Ursachen Ihrer Skoliose wissen möchten, können Sie sich zum Beispiel folgende Fragen stellen:

- Wer in meiner nächsten Umgebung könnte ein Interesse daran haben, dass ich nicht groß und/oder erwachsen werde?
- Möchte ich überhaupt wachsen und die Verantwortung für mein Leben selbst tragen, oder macht mir diese Vorstellung eher Angst?

- Wer ist mein Prinz Charming, von dem ich mir die Lösung all meiner Probleme erhoffe?
- Ist dieser Mensch es wert, dass ich ihn auf einen so hohen Sockel stelle?
- Was würde ich als Erstes tun, und zwar nur für mich allein, wenn ich gerade und aufrecht wäre?

Wenn Sie sich auf das Leben nach der Behandlung freuen und allem, was dann kommen wird, mit Offenheit begegnen, kann der Erfolg eigentlich gar nicht ausbleiben.

Mit dem Herzen dabei?
Die obere Brustwirbelsäule

Die obere Brustwirbelsäule bildet zusammen mit den Rippenpaaren, die direkt mit dem Brustbein verbunden sind, einen höchst stabilen Schutz, vor allem für die überlebenswichtigen Organe Herz und Lunge. Drehungen, Vorwärtsbeugen und Seitwärtsbeugen sind hier ebenso möglich wie im unteren Bereich der Brustwirbelsäule, Rückwärtsbeugen nicht mehr. Auch der Schultergürtel und die Arme gehören zum Bereich der oberen Brustwirbelsäule, werden aber in einem eigenen Kapitel behandelt.

Probleme im Bereich der oberen Brustwirbelsäule

Die folgende Tabelle gibt einen Überblick über die wichtigsten Beschwerden, die von Fehlstellungen der oberen Brustwirbel verursacht werden können. Das heißt gleichzeitig, dass man sie über das Richten der entsprechenden Wirbel positiv beeinflussen kann.

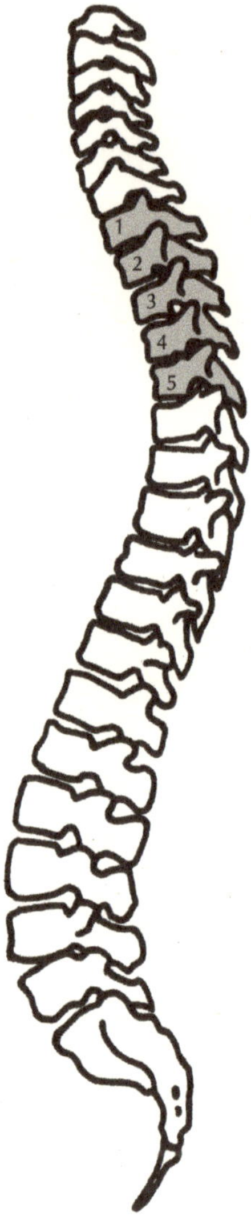

1
2
3
4
5

1. Brustwirbel	Tennisarm, Sehnenscheidenentzündung
2. Brustwirbel	Herzbeschwerden, Ängste, Rhythmusstörungen, zu niedriger oder zu hoher Blutdruck
3. Brustwirbel	Bronchitis, Lungenentzündung, Atembeschwerden, trockener Husten
4. Brustwirbel	Gallenbeschwerden, Gelbsucht, seitliche Kopfschmerzen
5. Brustwirbel	Leberprobleme, niedriger Blutdruck, Blutarmut, Kreislaufschwäche, Gürtelrose, Müdigkeit

Bei einer Skoliose (siehe Seite 121 f.) ist dieser Bereich oft mit betroffen, bei Morbus Scheuermann (Seite 141 f.) immer.

Was sagt der Körper?

Wie ich schon sagte, zeigt dieser Abschnitt der Brustwirbelsäule zusammen mit der Halswirbelsäule an, welches Verhältnis wir zu uns selbst haben. Er gehört in den Einflussbereich des vierten Chakras, das auch Herzchakra genannt wird. Lebensfreude, Vertrauen, Mut und Tapferkeit sowie Selbstbestimmung und Selbstverwirklichung sind die Themen, die hier eine große Rolle spielen, was allerdings meistens bedeutet, dass all diese Eigenschaften, oder zumindest einige davon, erst noch erworben werden müssen. Das wird uns spätestens dann schmerzlich bewusst, wenn es Probleme im Bereich der oberen Wirbelsäule gibt. Nach den wahren Verursachern solcher Probleme braucht man nicht lange zu forschen. Es sind Angst, Misstrauen und Fremdbestimmtheit, also das Gegenteil dessen, was es hier zu erwerben gilt.

Eigentlich brauchen wir uns nur etwas näher mit den Funktionen der Organe Herz und Lunge zu beschäftigen, um zu verstehen, worauf es im Bereich der oberen Brustwirbelsäule ankommt. Wie jeder Ersthelfer weiß, gibt es nur zwei lebensbedrohliche Zustände: Atemstillstand und Kreislaufstillstand. Sämtliche Organe und alle Körperzellen brauchen Sauerstoff, um funktionieren zu können, und dieser lebenswichtige Stoff wird über das Blut im ganzen Körper verteilt. Dabei fungieren das Herz und die Lungen als »Kraftwerke«. Die eingeatmete Luft fließt durch Nase, Rachen, Luftröhre und Bronchien bis in die Lunge, sammelt sich dort in winzigen Luftsäckchen, den Alveolen, von wo aus sie durch winzige Gefäße ins Blut diffundiert beziehungsweise aus dem Blut wieder zurück. Das wird als äußerer Gasaustausch bezeichnet. Der innere Gasaustausch findet zwischen Blut und Körpergewebe statt und ist natürlich nur möglich, weil das Herz das sauerstoffhaltige Blut durch den ganzen Körper pumpt, bis in jede noch so weit entfernte Körperzelle. Auf diese Weise wird der ganze Körper mit Sauerstoff versorgt, und je besser das klappt, desto leistungsfähiger ist der Mensch.

Atem ist Leben, und zwar im wahrsten Sinne des Wortes. Es verwundert daher nicht, dass er in verschiedenen Kulturen mit der »Seele«, dem »Geist Gottes« oder einfach der schöpferischen Lebenskraft gleichgesetzt wird. Auf einer weniger metaphysischen Ebene ist die Atmung ein hervorragender Seismograf unserer momentanen Stimmung, die unsere Mitmenschen nicht nur an unserer Körperhaltung und unserem Gesichtsausdruck ablesen, sondern auch hören können.

Doch zurück zur Wirbelsäule. Durch die Atembewegung bewegt sich der Brustkorb, und zwar kommt es beim Einatmen zu einer Erweiterung des Brustkorbs nach hinten, vorn, oben und zur Seite sowie zu einer geringen Verstärkung der Kyphose der Brustwirbelsäule. Beim Ausatmen geschieht das Gleiche umgekehrt: Die Rippen senken sich, die Kyphose der Brustwirbelsäule schwächt sich wieder ab. Diese Bewegungen werden hauptsächlich durch die Rippenknorpel, die Rippenwirbelgelenke und die Zwischenrippenmuskeln ermöglicht. Solange diese voll funktionsfähig sind, ist die Atemkapazität des Menschen optimal. Das heißt: Er kann mit Leichtigkeit genügend frische Luft (Lebenskraft, Lebensfreude) aufnehmen und genügend verbrauchte Luft (Sorgen, Schwermut etc.) abgeben. Geben und Nehmen sind im Gleichgewicht.

»An Ihrem charakteristischen Atemmuster, dem Verhältnis von Ein- und Ausatmen, können Sie den Grundton Ihres Lebens erkennen«, schreibt Frater Michael Bauer in seinem Buch *Die Seele läuft mit*. Da gibt es zum Beispiel den Typ, der leicht einatmet, aber schwer aus. Er »nimmt viel auf, gibt aber wenig ab«. Umgekehrt ist es bei demjenigen, der schwer einatmet und leicht aus. Er tut sich schwer, etwas anzunehmen. Wer schwer einatmet und auch schwer aus, steht dem Leben allgemein verschlossen gegenüber und tut sich schwer mit menschlichen Kontakten. Leicht – leicht ist der Atemrhythmus, der uns gelassen macht und wie auf Flügeln durchs Leben trägt (vgl. Bauer, Seite 97 f.).

Den zuerst genannten Typen – er atmet leicht ein, aber schwer aus – empfinden wir als aufgeblasen, und genau das ist er auch. Er atmet ein, bläht die Lungenflügel und bringt sich damit in eine unternehmungslustige, offensichtlich aktive Verfassung. Er will loslegen, und wenn er das auch tut, ist eigentlich alles in Ordnung, denn dann lässt er seinem Tatendrang freien Lauf und wird aktiv, nicht selten zum Wohl anderer. Wird er hingegen nicht aktiv, fühlen sich andere früher oder später von ihm bedroht, denn er signalisiert »Achtung, Angriff!«, auch wenn er äußerlich ruhig in irgendeiner Ecke sitzt. Es ist relativ gut nachvollziehbar, dass solche Menschen häufig unter Bluthochdruck leiden.

Auch die anderen Atemtypen kann man sich gut vorstellen. Der Typ, der schwer ein- und leicht ausatmet, ist wahrscheinlich immer ein wenig außer Atem, weil er schnell noch dies oder jenes erledigen muss. Schließlich hat er es versprochen. Immer nach dem Motto »Der gute Mensch denkt an sich selbst zuletzt« spielt er häufig nach den Regeln anderer und lässt sich permanent aus seinem eigenen Rhythmus bringen, was sich früher oder später zum Beispiel in Herzrhythmusstörungen zum Ausdruck bringt.

Übermäßige Traurigkeit und Kummer sind Emotionen, die in der Traditionellen Chinesischen Medizin mit Störungen des Lungenmeridians in Verbindung gebracht werden. Auch in unserer westlichen Volksmedizin wird oft eine Verbindung zwischen Schwermut und Lungenproblemen hergestellt. Der dazu passende Atemtyp ist der, welcher schwer ein- und auch schwer ausatmet, weil er sich ganz allgemein schwer tut mit dem Leben. Ein solcher Mensch hat wahrscheinlich eher niedrigen Blutdruck und dürfte zudem häufig unter Müdigkeit und allgemeiner Antriebsschwäche leiden.

Großzügigkeit und Toleranz, Mut und Tapferkeit, Lebensfreude und Mitgefühl, das sind die großen Themen im Bereich der oberen Brustwirbelsäule. Es gibt aber auch noch andere, nämlich Reinigung und Entgiftung. Die Leber – zentrales Organ des gesamten Stoffwechsels und größte Drüse des Körpers – filtert das aus dem Körper zum Herzen zurückfließende Blut und reinigt es in einem sehr aufwendigen chemischen Prozess von Giften und Abfallstoffen. Doch nicht nur Blut fließt hier, sondern auch Galle, jene grünlich-braune Flüssigkeit, die weitgehend aus alten roten Blutkörperchen und den Abfällen jener chemischen Prozesse besteht, die in der Leber ablaufen. Und davon, wie gut oder schlecht diese Prozesse ablaufen, ist unsere Stimmung offenbar auch abhängig, zumindest wenn man dem Volksmund glauben darf, der noch weiß, dass die Leber früher als Sitz der Gefühle und Temperamente angesehen wurde. Sprüche wie »Mir ist eine Laus über die Leber gelaufen«, »frei von der Leber reden« oder auch »die beleidigte Leberwurst spielen« zeugen davon.

Die gelbe und die schwarze Galle gehörten neben Blut und Schleim zu den vier sogenannten Kardinalsäften der um 400 vor Christus entwickelten Lehre des Hippokrates. Wenn diese Säfte im Gleichgewicht waren, so glaubte man, sei der Mensch gesund. Wenn nicht, zeigte sich das zum Beispiel darin, dass er seine Wut nicht mäßigen konnte und »Gift und Galle« spuckte. Die Traditionelle Chinesische Medizin bringt übermäßige Wut ebenfalls mit Störungen im Leber- und im Gallenblasenmeridian in Verbindung.

Alle Probleme im Bereich der oberen Wirbelsäule lassen sich durch Einrichten der Wirbel nach der Methode Dorn positiv beeinflussen, das heißt lindern oder sogar kurzfristig lösen. Dennoch wird der davon Betroffene langfristig nicht darum herumkommen, seine Einstellung zum Leben gründlich zu hinterfragen.

Was macht der Behandler?

Die obere Brustwirbelsäule wird untersucht und behandelt, während Sie als Patient aufrecht auf einem Stuhl sitzen. Dann legt der Behandler die Daumen beider Hände rechts und links neben Ihre Wirbelsäule und tastet diese von unten nach oben ab. Wenn er einen verschobenen oder verdrehten Wirbel gefunden hat, schiebt er diesen mit dem Daumen am Dornfortsatz in die richtige Position. Die nach links verschobenen Wirbel werden nach rechts gedrückt und umgekehrt. Während dieser Prozedur richten Sie den Blick geradeaus, pendeln ganz locker aus dem Schultergelenk heraus mit dem gegenüberliegenden Arm (wenn der Wirbel nach rechts gedrückt wird, ist es der linke Arm) oder mit beiden Armen gegengleich und atmen dabei so langsam aus, wie Sie können, gern auch möglichst hörbar. Wenn der Behandler hört, wie Sie ausatmen, weiß er automatisch, wann er den Wirbel am leichtesten an seinen Platz schieben kann.

SELBSTHILFEÜBUNG
für die obere Brustwirbelsäule

Lehnen Sie sich mit dem Rücken so gegen eine nicht allzu spitze Kante (Türrahmen, Schrank), dass Sie Ihre obere Brustwirbelsäule deutlich spüren können. Die Kante des Türrahmens oder Möbelstücks liegt dabei natürlich nicht auf, sondern neben den Dornfortsätzen, erst rechts, dann links. Wenn Sie auf diese Weise eine empfindliche Stelle ausfindig gemacht haben, üben Sie so viel Druck darauf aus, wie Sie gerade noch als wohltuend empfinden. Schmerzen sollte der Druck auf keinen Fall. Während der gesamten Prozedur schwingen Sie mit beiden Armen ganz locker aus dem Schultergelenk heraus. Achten Sie darauf, dass Sie bewusst ausatmen, während Sie Druck auf die Wirbelsäule ausüben.

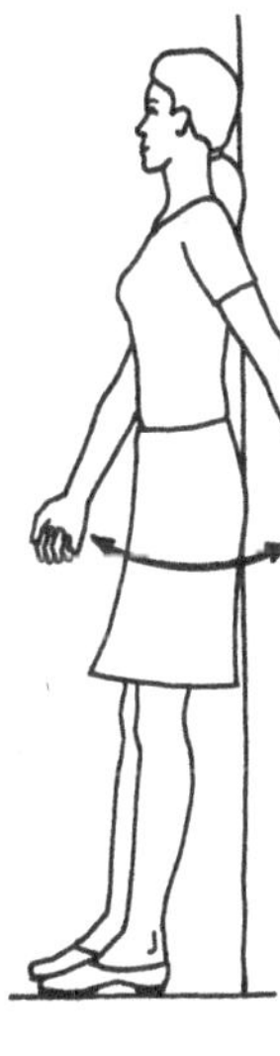

Stoff zum Nachdenken: Liebe und Selbstsicherheit

Selbstsicher, wohlwollend und großzügig – so wären Sie wahrscheinlich gern, und wir alle wären gern so, nicht zuletzt, weil wir glauben, andere dann besser für uns einnehmen zu können. Nun könnte man natürlich versuchen, sich ein paar Tricks aus dem Fundus der Körpersprache anzueignen, um wenigstens kurzfristig so zu wirken, als sei man beispielsweise selbstsicher und eben nicht schüchtern. Damit manipuliert man sich aber leider nur selbst, weil man die Vorstellung hat, irgendwie »anders« sein oder wirken zu müssen – wenn schon nicht immer, dann zumindest in dieser und jener Situation und vor diesen und jenen Menschen. Darüber vergisst man leicht, dass man gar nicht anders sein kann, als man ist, und auch gar nicht anders sein muss.

Um selbstsicher zu wirken, muss man sich einfach nur seiner selbst sicher sein, wie das Wort ja schon sagt. Diese Sicherheit hat nichts mit der Welt und den anderen da draußen zu tun, sondern ausschließlich mit der Welt in uns selbst oder, anders ausgedrückt, mit den Bildern, die wir von dieser Welt in unserem Kopf haben, und mit den entsprechenden Gefühlen natürlich. Wenn diese Bilder und Gefühle wohlwollend neutral sind, wird auch die Welt da draußen wohlwollend neutral sein. Weil ich gelassen bin und weder etwas will noch unbedingt etwas tun oder haben muss, wird mir die Welt da draußen freundlich und gelassen begegnen und mich mit ihren Reichtümern beschenken, ohne dass ich es fordern oder verlangen muss. Wenn ich selbst keinen Druck ausübe, bekomme ich auch keinen.

»Ja, aber was ist, wenn andere mich trotzdem angreifen oder unter Druck setzen wollen?« Wenn diese anderen echte Nervensägen sind, gilt im Prinzip das, was auch schon im vorangegangenen Kapitel (Seite 117f.) gesagt wurde: Achten Sie darauf, dass Sie Menschen, die buchstäblich an Ihren Nerven sägen, nicht Ihre ungeteilte Aufmerksamkeit schenken.

Sollten die Menschen in Ihrer Umgebung allerdings einfach nur den »ganz gewöhnlichen Stress« verbreiten, von dem wir uns alle so leicht anstecken lassen, können Sie versuchen, mit Ihrer eigenen inneren Ruhe gegenzusteuern und die Wogen zu glätten – auch für die anderen, aber in erster Linie für sich selbst.

Und was ist mit der Liebe? Nicht nur das Herzchakra, sondern auch das Herz als Symbol wird häufig mit Liebe in Verbindung gebracht, und natürlich geht es im Bereich der oberen Brustwirbelsäule auch um Liebe. Die Liebe, die von hier kommt, ist ein ganz großes Gefühl. Sie macht das Herz weit und vertreibt sogar die Angst. Wir bekommen einen Eindruck von ihr, wenn wir uns gerade frisch in einen anderen Menschen verliebt haben, aber eigentlich braucht diese Liebe gar kein bestimmtes Gegenüber, um fließen zu können. Wenn wir sie fließen lassen, fließt sie auch ohne vorher festgelegtes Ziel. Sie fließt einfach aus uns heraus, weil sie nicht durch Angst eingeschränkt wird, und bewirkt unter anderem, dass wir ganz von selbst tolerant und mitfühlend sind, und zwar allen Menschen gegenüber.

»Was, allen Menschen gegenüber?«, wundern Sie sich jetzt vielleicht und denken an diesen Schwerverbrecher und jenen Bösewicht, dem Sie weder Toleranz noch Mitgefühl zu zeigen bereit wären. Also jetzt mal ehrlich. Wie viele Schwerverbrecher kennen Sie persönlich, an denen Sie üben könnten? Fangen Sie also lieber mal ganz klein an, zum Beispiel mit Toleranz und Mitgefühl gegenüber dem Unbekannten, der Ihnen jeden Morgen »Ihren« Parkplatz vor der Nase wegschnappt.

Statt ihn zu verfluchen oder gar Streit mit ihm anzufangen, könnten Sie ihm ein Lächeln schenken und sich selbst gegenüber zugeben, dass er einfach nur tut, was Sie auch gern getan hätten, wäre er nicht schneller gewesen.

Rundrücken oder Morbus Scheuermann?

Mit dem Begriff »juveniler Rundrücken« wird eine durch falsche Körperhaltung bedingte, verstärkte Kyphose der Brustwirbelsäule bezeichnet, die besonders häufig bei Jugendlichen auftritt. Im Gegensatz dazu ist Morbus Scheuermann eine fixierte Kyphose der Brustwirbelsäule, die sich auch in Bauchlage nicht korrigieren, sprich nach unten drücken lässt und beim Vorwärtsbeugen noch deutlicher hervortritt als beim einfachen Stehen oder Sitzen. Morbus Scheuermann gehört zwar zu den häufigsten Wirbelsäulenerkrankungen bei Jugendlichen, aber die Ursachen dieser Erkrankung sind nach wie vor unklar. »Ein genetischer Faktor scheint dabei mit im Spiel zu sein«, lesen wir in Netters *Orthopädie* (Seite 410) und auch, dass noch weitere Verursacher »diskutiert wurden«, darunter – laut Scheuermann – eine »aseptische Nekrose der Wirbelkörper«. Allerdings fand man bei histologischen Untersuchungen keinen »Anhaltspunkt dafür oder für entzündliche Veränderungen an den Knochen, Bandscheiben und Knorpeln« (vgl. Netter, Seite 410). Fazit: Morbus Scheuermann ist und bleibt ein höchst rätselhaftes Problem.

Nachvollziehbar ist die Vermutung, dass die Erkrankung durch ein Missverhältnis zwischen Belastung und Tragfähigkeit der Wirbelsäule ausgelöst wird. Allerdings sollte man den Begriff »Belastung« oder besser »Überbelastung« hier eher weit fassen und keinesfalls nur auf körperliche Überbelastung beschränken. Bei Morbus Scheuermann muss man davon ausgehen, dass der gebeugte Rücken, der nicht willentlich aufgerichtet werden kann, Ausdruck einer zutiefst gebeugten Seele ist.

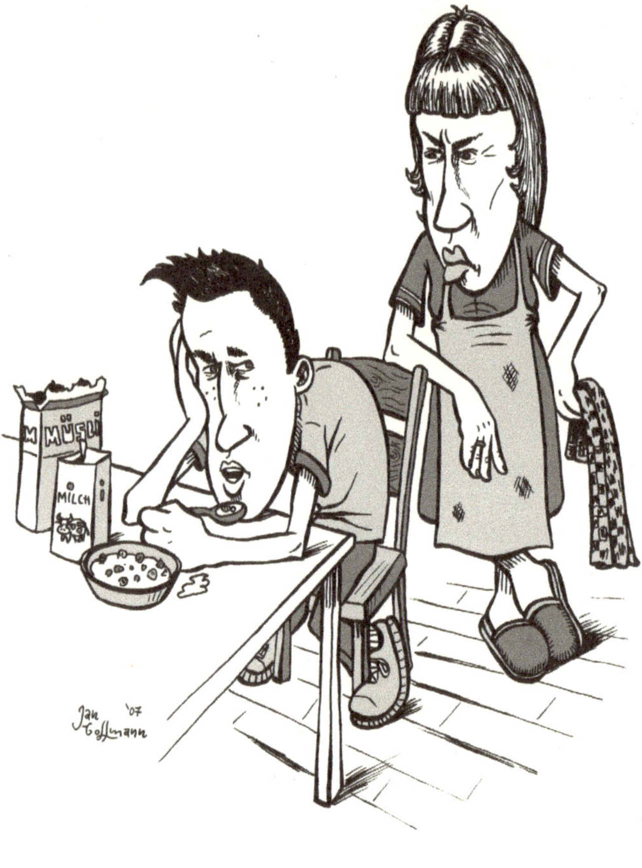

Was sagt der Körper?

»Das Leben ist nicht immer leicht zu ertragen, und montagmorgens schon gar nicht. Wer hat schon Lust, zu nachtschlafender Zeit aufzustehen und kurz darauf in die Schule zu wanken, wo nichts, aber auch gar nichts Spannendes zu erwarten ist? Mega uncool all das! Und dann macht mich meine Mutter auch noch regelmäßig an, weil ich beim Frühstück nicht gerade sitze. Auch sonst nörgelt sie die meiste Zeit an mir herum, weil ich angeblich so eine schlechte Haltung habe. Dabei sitze ich überhaupt nicht nur vor dem Fernseher, sondern auch vor dem Computer. Nein, Spaß beiseite, ich mache sogar ein bisschen Sport …

Aber eins muss ich Ihnen unbedingt noch erzählen: Neulich waren wir im Kino und haben uns *Star Wars* angeschaut. Meine Mutter hat mich eingeladen, aber wir haben keine zwei Plätze nebeneinander mehr bekommen. Mama saß also hinter mir. Der Film war super spannend, wirklich cool. Und genau in dem Moment, in dem Luke Skywalker erkennt, dass … (ich will nicht zu viel verraten), klopft mir meine Mutter von hinten auf die Schulter und zischt mir ins Ohr: ›Setz dich doch bitte mal so hin, wie du jeden Morgen beim Frühstück sitzt. Ich kann gar nichts sehen!‹«

Hängende Schultern und ein leichter Rundrücken sind charakteristisch für viele sogenannte Cyber-Kids, aber nicht jeder Jugendliche, den seine Eltern wegen schlechter Körperhaltung permanent tadeln, leidet unter Morbus Scheuermann oder einer Fehlhaltung, die sich in diese Richtung entwickeln wird. Wie aus der oben erzählten Geschichte deutlich wird und auch an anderer Stelle in diesem Buch bereits erwähnt wurde, spiegelt die Körperhaltung unter anderem wider, ob

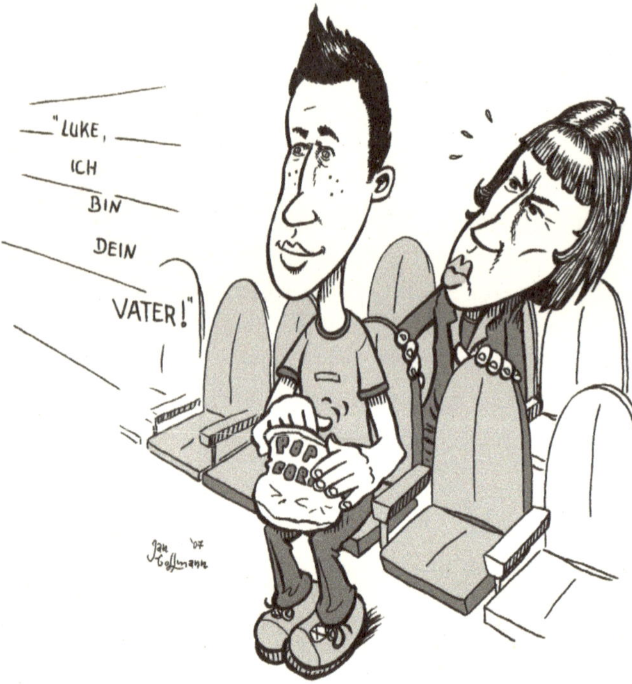

der Betreffende im jeweiligen Moment mit Interesse und Freude bei einer Sache ist oder eben nicht.

Wenn ein Jugendlicher seine Haltung noch ganz nach Lust und Laune verändern kann, wie auf dem Bild oben gezeigt, ist er mit Sicherheit kein Morbus-Scheuermann-Kandidat. In dessen Wirbelsäule hat nämlich bereits eine strukturelle Veränderung stattgefunden, die bewirkt, dass er immer eine zusammengesunkene Haltung einnehmen muss.

Diese fixierte oder starre Körperhaltung spiegelt eine ebenso starre Geisteshaltung wider. Morbus-Scheuermann-Patienten tragen besonders schwer an der Last des Lebens und erschweren sich ihren Alltag meist zusätzlich dadurch, dass sie gegen alles und jeden opponieren. Sie sind häufig regelrecht »auf Rabatz gebürstet« und stimmen praktisch nie vorbehaltlos zu, sondern haben immer irgendein Aber oder »Moment mal ...« in der Hinterhand. Es scheint, als seien sie einfach unfähig, eine Suppe zu essen, ohne zuvor nach dem Haar darin gesucht zu haben – und vom Genießen sind sie noch viel weiter entfernt. Hinter dieser Grundhaltung steckt ein Mangel an Vertrauen in das Leben, eine Urangst, die höchstwahrscheinlich schon zum Zeitpunkt der Zeugung oder auf jeden Fall in sehr früher Kindheit entstanden ist und vielleicht auf einer unbewussten Ablehnung oder Zurückweisung durch die Mutter und/oder den Vater basiert. Ähnlich wie das sehr früh erworbene Harmoniebestreben der Skoliose-Patienten verstärkt sich auch diese Tendenz zur »Vorwärtsverteidigung« in der ohnehin schwierigen Phase der Adoleszenz, in der es ja bekanntlich nicht nur um körperliches Wachstum geht, sondern auch um innere Unabhängigkeit. Eltern, die solche Tendenzen bei ihren heranwachsenden Kindern bemerken, sollten in Erwägung ziehen, diesen Jugendlichen nicht noch mehr Angriffsfläche zu bieten, indem sie ständig an ihnen herumkritisieren, denn damit bewirkt man in diesem Fall das genaue Gegenteil dessen, was man bewirken möchte.

Was macht der Behandler?

Ob eine Behandlung nach der Methode Dorn bei Morbus Scheuermann erfolgreich verläuft, hängt ganz von der Bereitschaft des Patienten zur Mitarbeit ab. Die zu erreichen dürfte in Anbetracht der oben geschilderten Grundhaltung dieser Patienten das größte Problem sein. Wenn ein Patient, ob jugendlich oder schon älter, selbst bereit ist, das Nötige zur Aufrichtung seiner Wirbelsäule beizutragen, ist schon sehr viel gewonnen. Für die Behandlung selbst gilt Ähnliches wie für die Behandlung von Skoliose-Patienten: Nur Geduld, Ausdauer und ständige Mitarbeit des Patienten führen zum Ziel.

SELBSTHILFEÜBUNGEN bei Rundrücken

Stellen Sie sich in einen Türrahmen und lehnen Sie sich mit dem Rundrücken gegen die Zarge. Lehnen Sie, wenn möglich, auch den Kopf an. Nun pendeln Sie mit beiden Armen gegenläufig. Alternativ können Sie auch beide Arme zeitgleich nach hinten schwingen.
Für Rundrücken- und Morbus-Scheuermann-Patienten ist Brustschwimmen der ideale Ausgleichsport.

Flausen im Kopf oder vom Ehrgeiz getrieben? Die Halswirbelsäule

Die Halswirbelsäule ist der beweglichste Abschnitt der Wirbelsäule. Sie kann nach vorn, hinten und zu beiden Seiten gebeugt beziehungsweise geneigt sowie relativ weit über beide Schultern nach hinten gedreht werden. Bewegungen der Halswirbelsäule wirken sich nicht nur auf die Kopfhaltung, sondern auch auf die gesamte obere Körperhälfte aus und indirekt sogar auf den gesamten Rücken, denn ein sehr großer Rumpfmuskel (*Musculus latissimus dorsi*), der von der Mitte des Brustkorbs bis zum Beckenkamm reicht, wird von einem der Halswirbelsäule entspringenden Nerv versorgt (*Nervus thoracodorsalis*). Außerdem gibt es zahlreiche autochthone Muskeln (siehe Seite 37), welche die Dornfortsätze der Brustwirbel oder die Rippen mit den Dorn- oder Querfortsätzen der Halswirbel verbinden. Der wichtigste oberflächliche Muskel im Schulter-Nacken-Bereich, der sich auch häufig schmerzlich bemerkbar macht, ist der sogenannte Trapezmuskel (*Musculus trapezius*). Er zieht sich zu beiden Seiten des Körpers vom Schädel über die Dornfortsätze aller Hals- und Brustwirbel bis unter das Schulterblatt und hat drei Funktionen: Heben und Senken des Schultergürtels, Bewegen des Schulterblatts und Kippen des Kopfes nach hinten.

Die Halswirbelsäule besteht aus sieben Wirbeln, die sich in

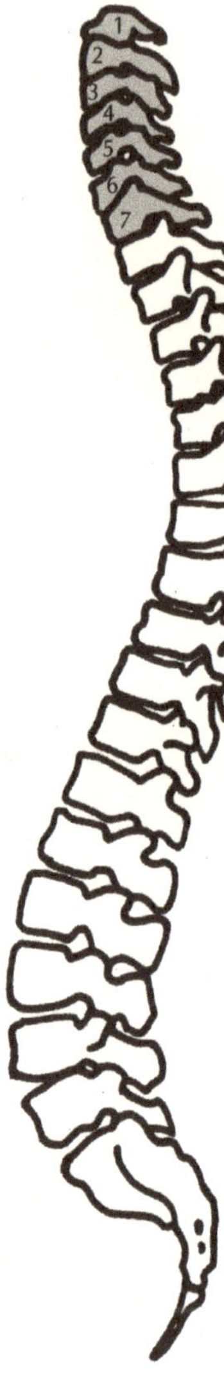
1
2
3
4
5
6
7

ihrer Form nicht nur von den Wirbeln in anderen Abschnitten der Wirbelsäule unterscheiden, sondern auch untereinander. Eine ganz klare Sonderstellung haben die »Verbindungsglieder« zum Kopf einerseits und zur oberen Brustwirbelsäule andererseits: der erste und der zweite sowie der siebte Halswirbel. Die restlichen Halswirbel sind weitgehend ähnlich gebaut und weisen gegenüber Brust- und Lendenwirbeln folgende Besonderheiten auf: ein relativ großes, nierenförmiges Wirbelloch und rechts und links davon zwei flügelförmige Fortsätze, die in relativ kurze Querfortsätze münden. Die »Flügel« sind aus mit den ursprünglichen Querfortsätzen verschmolzenen Rippenanlagen entstanden und enthalten jeweils eine Öffnung für die Arterien, die das sauerstoffhaltige Blut zum Gehirn transportieren und damit dessen optimale Funktion gewährleisten. Bei manchen Menschen ist die Rippenanlage des siebten Halswirbels (*Vertebra prominens*) nur unvollständig verschmolzen, was dazu führt, dass sich sogenannte »Halsrippen« ausbilden, und zwar entweder beidseitig oder auch nur auf einer Seite (dann meist links). Die Dornfortsätze sind beim dritten bis sechsten Halswirbel eher kurz und an der Spitze zweigeteilt. Der siebte Halswirbel hingegen hat einen besonders langen Dornfortsatz, der von außen deutlich zu erkennen und zu ertasten ist und dem der Wirbel seinen Beinamen verdankt: *prominens* = der Hervorragende.

Wie ich oben schon sagte, haben die beiden ersten Halswirbel, Atlas und Axis, eine Sonderstellung inne. Sie bilden zusammen das untere Kopfgelenk, das für die Drehbewegungen des Kopfes zuständig ist, und weisen gegenüber den anderen Wirbeln einige Besonderheiten auf.

Der Atlas hat keinen Wirbelkörper, sondern besteht nur aus einem Ring, der aussieht, als sei er nach beiden Seiten auseinandergezogen beziehungsweise in der Mitte zusammengedrückt worden. Es handelt sich also um ein eher eiförmiges Gebilde, dessen Querfortsätze relativ weit nach rechts und links ragen, was vor allem an der eben beschriebenen Form des Wirbels liegt. Der Atlas bildet zusammen mit dem Hinterhauptbein des Schädels das obere Kopfgelenk, ein Eigelenk, das die Nick- und Neigebewegungen des Kopfes ermöglicht.

Charakteristisch für den Axis ist ein zahnartiger Fortsatz (*Dens axis*), um den sich der Atlas dreht. Das ermöglicht, wie gesagt, die Drehbewegung des Kopfes. Der Axis hat kaum hervortretende Querfortsätze und einen kräftigen Dornfortsatz, häufig, aber nicht immer, mit zweigeteilter Spitze. Zwischen Atlas und Axis liegt keine Bandscheibe, was insofern logisch ist, als der Atlas ja keinen Wirbelkörper hat. Je zwei Gelenkflächen befinden sich zwischen Atlas und Axis, zwischen Atlas und Hinterhauptbein sowie zwischen dem Dens axis und dem vorderen Axisbogen einerseits und dem Querband des Atlas andererseits. Dieses Querband hält den Dens axis in seiner Position. Die gesamte Konstruktion der Kopfgelenke ist natürlich noch durch weitere Bänder sowie durch Muskeln mehrfach abgesichert. Bevor ein Halswirbel in eine Fehlstellung gerät, muss also einiges passieren – entweder durch einen Unfall oder durch andauernde Fehlbelastung.

Probleme im Bereich der Halswirbelsäule

Die folgende Tabelle gibt einen Überblick über die wichtigsten Beschwerden, die von Fehlstellungen der Halswirbel verursacht werden können. Das heißt gleichzeitig, dass man sie über das Richten der entsprechenden Wirbel nach der Methode Dorn positiv beeinflussen kann.

1. Halswirbel	zu niedriger oder zu hoher Blutdruck, Kopfschmerzen, Migräne, chronische Müdigkeit oder Schlaflosigkeit, Schwindel, halbseitige Lähmungserscheinungen
2. Halswirbel	Augenprobleme, vor allem Altersweitsichtigkeit; Probleme mit den Nebenhöhlen, Sprachstörungen
3. und 4. Halswirbel	Probleme mit Zähnen und Ohren, auch Tinnitus; Akne
5. Halswirbel	Halsschmerzen, Heiserkeit, Kehlkopfentzündungen
6. Halswirbel	Mandelentzündungen, Arm- und Schulterschmerzen
7. Halswirbel	Schilddrüsenprobleme, Depressionen und Ängste

Was sagt der Körper?

Zusammen mit der oberen Brustwirbelsäule zeigt die Halswirbelsäule an, welches Verhältnis wir zu uns selbst haben. Die Halswirbel zwei (C2) bis sieben (C7) gehören in den Einflussbereich des fünften Chakras, das auch Kehlkopfchakra genannt wird. Der Atlas gehört zum sechsten Chakra, das wir auch unter der Bezeichnung Drittes Auge kennen. Abgesehen davon besteht, wie wir bereits gesehen haben, eine enge Verbindung zwischen dem unteren Teil der Halswirbelsäule und der oberen Brustwirbelsäule sowie dem Schultergürtel und den Armen, die noch in den Einflussbereich des vierten Chakras (Herzchakra) gehören. Das lässt bereits erahnen, dass wir es hier mit besonders vielen unterschiedlichen Themen zu tun haben, die sich im ungünstigsten Fall alle gleichzeitig bemerkbar machen.

Der erste Halswirbel hat seinen Namen von Atlas, dem Bruder des Prometheus. Prometheus war ein Freund der Götter, die ihn wegen seiner Geistesgaben liebten. Doch als Prometheus übermütig wurde und einen Menschen, den er selbst erschaffen hatte, mit dem Feuer beleben wollte, das er zuvor den Göttern gestohlen hatte, bestraften ihn diese, indem sie ihn an einen Felsen schmiedeten. Und seinen Bruder Atlas, der die Empörung aller Titanen gegen die Götter teilte, bestraften sie ebenfalls, indem sie ihm »die ganze Last des Himmels« auferlegten (Vollmer, Seite 80).

Dieses drastische Bild bringt das Hauptproblem der Halswirbelsäule ganz gut auf den Punkt: Sie trägt unseren Kopf und mit ihm »die ganze Last des Himmels« beziehungsweise das Universum unserer Gedanken und das ganze Potenzial unseres Gehirns. Das menschliche Gehirn ist das höchstentwickelte Organ, das die Natur hervorgebracht hat. Es hat uns »den Göttern gleich« gemacht, aber leider auch von unserer eigenen Natur entfremdet. Wir benutzen es nämlich nicht nur, um beispielsweise Kunstwerke zu schaffen oder großartige Erfindungen zu machen, die der Menschheit dienen, sondern auch, um uns ständig selbst zu überfordern, indem wir unseren Körper gering schätzen, seine Bedürfnisse ignorieren und »ganz im Kopf« sind, was unter anderem heißt,

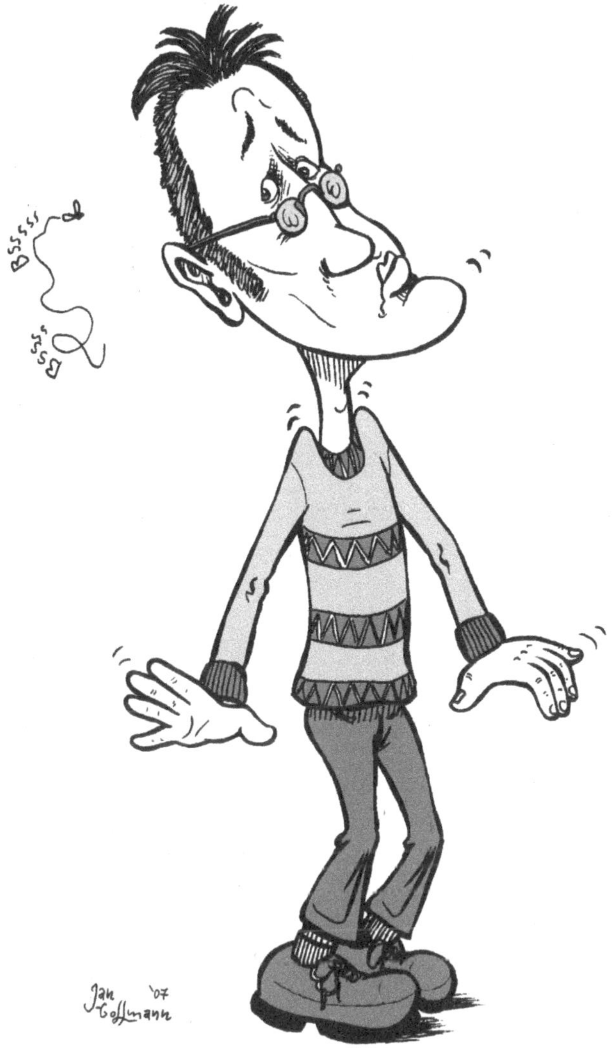
Bsssss
Bsss
Jan Goffmann '07

dass wir uns alle möglichen, teilweise höchst absurden Sorgen machen.

Es könnte etwas passieren. Mit diesem Satz kann man erstaunlich viel verkaufen: alle möglichen Versicherungen natürlich, aber auch Autos mit Airbags, Alarmanlagen, Rauchmelder, Sicherheitsschlösser und ... und ... und. Warum ist das so? Weil dieser Satz und die damit verbundene Lebenshaltung sehr vielen Menschen entspricht, vor allem denen, die sich eigentlich vor gar nichts fürchten müssten, weil sie im Wohlstand leben und schon per Gesetzeserlass bestens gegen sämtliche Eventualitäten abgesichert sind. Dennoch gehen gerade diese Menschen ständig davon aus, dass etwas passieren könnte, und nehmen deshalb gewohnheitsmäßig eine sogenannte Habachtstellung ein: Sie tragen unbewusst das Kinn zu hoch, ziehen die Schultern leicht an und »falten« die Stirn über der Nasenwurzel. Auf einer bewussten oder halb bewussten Ebene glauben sie, es sei möglich, alles unter Kontrolle zu haben, doch auf der unbewussten Ebene wissen sie es besser. Daher fürchten sie – ganz zu Recht – ständig, dass ihnen die Kontrolle entgleiten könnte. »Halsstarrige« Menschen können die Welt erklären und wissen offenbar genau, wo es langgeht. Doch selbst gehen sie nirgendwo »lang«, sondern beharren auf ihrem eigenen Standpunkt, berufen sich auf ihr gutes Recht und scheuen jede echte Auseinandersetzung mit dem Neuen oder Fremden. Von anderen werden sie meist als verbohrt und unbeweglich empfunden. Und später, wenn sie im Herbst des Lebens stehen, sagt man ihnen häufig Altersstarrsinn nach. All dies weist darauf hin, dass sie die Themen des Halschakras noch nicht verarbeitet haben.

Im Halschakra geht es wieder einmal um die Auseinandersetzung mit der Polarität, diesmal aber auf einer höheren

Ebene als im zweiten Chakra. Während der Mensch dort aufgefordert war, sich mit den Extremen in seiner Umwelt auseinanderzusetzen und auf diese Weise eher instinktiv seinen eigenen Standpunkt zu finden, geht es hier um die bewusste Auseinandersetzung mit den Extremen im eigenen Charakter oder in der eigenen Psyche. Hier müssen wir ein Gleichgewicht finden zwischen Aggression und Depression, Rechthaberei und Toleranz, Unzufriedenheit und Genügsamkeit, Unentschlossenheit und Handlungsbereitschaft und so weiter. Die Auseinandersetzung mit den Extremen im eigenen Charakter wird demjenigen, der auch ein paar weniger angenehme Eigenschaften an den Tag legt und sich dessen auch bewusst ist, vermutlich leichter fallen als dem allzu (Selbst-) Gerechten. Das ist hier nicht anders, als es im zweiten Chakra mit den Extremen in der Umwelt war (siehe Seite 99 f.).

Wer immer nur gut sein will, hat keine Chance, zu lernen und zu wachsen. Das gilt natürlich auch für die Ehrgeizigen, die stets bemüht sind, gut dazustehen und nur ja keinen Fehler zu machen oder sich irgendeine Blöße zu geben. »Halt die Ohren steif« rufen sie sich gegenseitig zu oder: »Beiß die Zähne zusammen, du schaffst das schon.« Beides hat auf Dauer eine höchst nachteilige Wirkung auf die Muskeln im Hals- und Kieferbereich, auf die Halswirbelsäule und letztlich auf die ganze Wirbelsäule.

Eine Behandlung nach der Methode Dorn kann speziell im Halswirbelbereich oft wahre Wunder wirken, weil sie unter anderem sehr wichtige Selbsterkenntnisprozesse in Gang setzt – vorausgesetzt der Patient lässt dies zu. Genau aus diesem Grund ist die Mitarbeit des Patienten hier noch mehr gefragt als bei der Behandlung anderer Abschnitte der Wirbelsäule.

Was macht der Behandler?

Wie die obere Brustwirbelsäule wird auch die Halswirbelsäule untersucht und behandelt, während Sie als Patient aufrecht auf einem Stuhl sitzen. Der Behandler steht hinter Ihnen, legt die Daumen beider Hände rechts und links neben Ihre Halswirbelsäule und tastet diese vorsichtig entlang der Querfortsätze ab. Wenn er verschobene oder verdrehte Wirbel aufgespürt hat, lässt er einen Daumen auf der entsprechenden Stelle liegen und übt einen ganz leichten Druck in die Gegenrichtung aus (nach links, wenn der Wirbel nach rechts verschoben ist, und umgekehrt), während Sie als Patient Ihren Kopf mit kleinen Bewegungen (Nein-Bewegungen) von rechts nach links bewegen. Dabei schauen Sie weder nach oben noch nach unten, sondern geradeaus und atmen so langsam wie möglich aus, am besten auch hörbar.

Eigentlich drücken Sie den entsprechenden Abschnitt Ihrer Halswirbelsäule selbst gegen den Daumen des Behandlers und versetzen dabei die umgebenden Muskeln in Bewegung. Der Behandler bietet Ihnen lediglich den Widerstand, den Sie mit Ihrer Bewegung selbst einfordern. Das unterscheidet die Behandlung nach der Methode Dorn ganz entscheidend von einer chiropraktischen Behandlung, bei der Ihr Kopf vom Behandler bewegt und die Halswirbelsäule höchstwahrscheinlich mit einer Art »Überraschungsruck« eingerenkt würde.

SELBSTHILFEÜBUNGEN
für die Halswirbelsäule

Setzen Sie sich mit aufgerichtetem Oberkörper und gerade nach vorn ausgerichtetem Kopf auf einen Stuhl und legen Sie beide Hände so rechts und links neben Ihre Halswirbelsäule, dass die Fingerspitzen flach auf den Nackenmuskeln aufliegen. Um sicherzugehen, dass Ihr Kopf auch wirklich gerade und aufrecht auf den Schultern sitzt, können Sie sich vorstellen, dass Sie an einem Faden, der an Ihrem Scheitel befestigt ist, nach oben gezogen werden. Wenn Sie jetzt noch mit den Augen einen Punkt in Augenhöhe fixieren, ist Ihr Kopf in der richtigen Position. Tasten Sie nun die gesamte Halswirbelsäule gleichmäßig von unten nach oben oder von oben nach unten ab und üben Sie mit den Fingern einen leichten Druck aus, während Sie den Kopf ganz leicht nach rechts und links drehen (Nein-Bewegungen). Achten Sie darauf, dass Sie bewusst ausatmen, während Sie über die Nackenmuskeln indirekten Druck auf die Wirbel ausüben. Indem Sie diese Übung regelmäßig durchführen, sorgen Sie dafür, dass Ihre Nackenmuskeln nach und nach immer elastischer werden.
In der Regel genügt es, diese Übung einmal täglich zu machen. Indem Sie dafür sorgen, dass die haltenden und

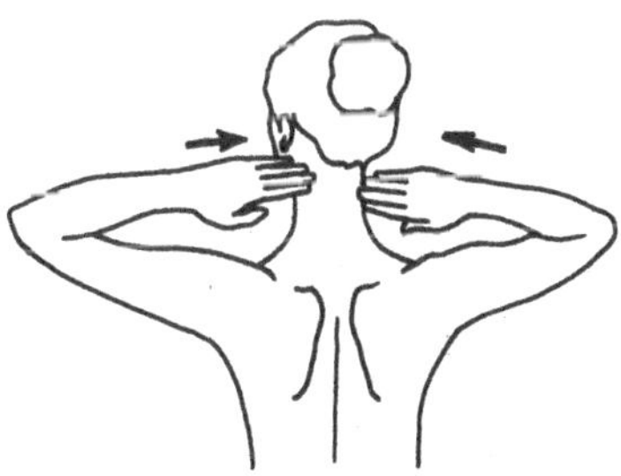

bewegenden Muskeln im Nacken elastisch bleiben, verhindern Sie automatisch, dass sich einzelne Halswirbel oder ganze Abschnitte der Halswirbelsäule verschieben beziehungsweise nach einer Dorn-Behandlung wieder in die alte Fehlstellung zurückrutschen.

Im Anschluss an eine Dorn-Behandlung der Halswirbelsäule üben Sie ja vor allem, um sicherzustellen, dass die behandelten Wirbel auch wirklich in der neuen Position bleiben. In diesen Fall wissen Sie, in welche Richtung der Wirbel oder der Abschnitt der Halswirbelsäule verschoben war, und können die Selbsthilfeübung daher ein wenig abwandeln.

Wenn ein Wirbel oder Abschnitt der Halswirbelsäule beispielsweise nach rechts korrigiert wurde, weil er ursprünglich nach links verschoben war, legen Sie die mittleren Finger Ihrer rechten Hand links neben die Halswirbelsäule und ziehen vorsichtig nach rechts, während Sie den Kopf mit dem Ausatmen ein wenig nach links drehen. Achten Sie darauf, dass Sie nur ganz kleine Drehbewegungen mit dem Kopf machen und dabei ausatmen. Mit dieser Übung, die natürlich auch mit der linken Hand und der Kopfbewegung nach rechts ausgeführt werden kann, unterstützen Sie die Behandlung und sichern ihren Erfolg.

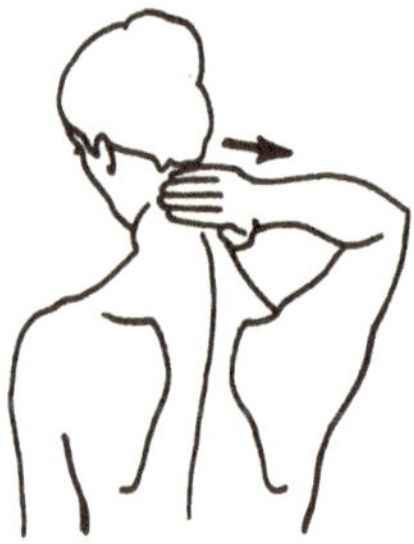

SELBSTHILFEÜBUNG
für die Kiefergelenke

Ständiges Zähnezusammenbeißen kann auch zu Problemen in den Kiefergelenken führen. Mithilfe dieser einfachen Übung können Sie den Kiefer selbst richten. Öffnen Sie den Mund, aber nicht zu weit, und erspüren Sie mit den Daumen oder Fingerspitzen beider Hände die Kiefergelenke. Das beste Gefühl für deren Funktion bekommen Sie, indem Sie den Mund mehrmals öffnen und wieder schließen und die Finger neben die Ohren legen. Dann üben Sie mit den Handflächen Druck auf den Unterkiefer aus und schließen den Mund unter diesem Druck.

Stoff zum Nachdenken: kopflos?

Eigentlich ist es Aufgabe der Halsregion, den Kopf und den Rest des Körpers miteinander zu verbinden, aber oft geschieht genau das Gegenteil: Der Kopf wird vom Rest des Körpers getrennt.

Das passiert zum Beispiel so: Sie sitzen vor dem Computer und sind so beschäftigt beziehungsweise absorbiert von dem, was Sie da tun, dass Sie gar nicht merken, wie sich Ihr ganzer Körper, aber vor allem der Bereich um Schultern und Nacken verspannt. Dies geschieht, weil Sie ständig den Kopf ein wenig vorschieben und das Kinn ein wenig höher halten, als für Ihre Halswirbelsäule gut ist (siehe auch Habachtstellung, Seite 154). Auf Ihrem Schreibtisch liegen alle möglichen Papiere und Ordner, die Sie für Ihre Arbeit brauchen und in denen Sie immer wieder etwas nachschlagen müssen. Sie drehen den Kopf also auch noch permanent nach rechts oder links – natürlich immer in der zuvor beschriebenen, angespannten Haltung. Hinzu kommt, dass Sie nicht ganz gerade vor dem Bildschirm sitzen und den Kopf ohnehin immer ein wenig von der Mittelachse wegdrehen müssen. Die meiste Zeit arbeiten Sie mit einer Maus, die Sie als Rechtshänder natürlich immer mit der rechten Hand bedienen.

Oder so: Sie arbeiten den ganzen Tag im Garten und strengen Ihre rechte Körperseite dabei viel mehr an als die linke (vorausgesetzt, Sie sind Rechtshänder). Die Geräte bedienen Sie zwar mit beiden Händen, aber die rechte ist mit deutlich mehr Kraft dabei. Insgesamt orientieren Sie sich bei allen Arbeiten, die Sie im Haus und im Garten verrichten, deutlich mehr nach rechts: Sie bücken sich zur rechten Seite, wenn Sie etwas vom Boden aufheben. Sie strecken den rechten Arm aus und benutzen die rechte Hand, wenn Sie beispielsweise Äpfel vom Baum pflücken und so weiter. Diese Einseitigkeit führt dazu, dass Ihre Muskulatur auf der rechten Seite des Oberkörpers viel stärker angespannt wird als auf der linken. Und weil die Muskeln des Oberkörpers mit den Muskeln verbunden sind, welche die Halswirbelsäule umgeben, leidet diese mit und macht sich mit entsprechenden Schmerzen bemerkbar.

Oder so: Sie fahren mit dem Rad zur Arbeit, und zwar mit Ihrem Rennrad, mit dem Sie auch an den Wochenenden häufig unterwegs sind und manchmal sogar kleinere Rennen fahren. Außerdem gehen Sie zweimal in der Woche schwimmen, mindestens zwanzig Bahnen pro Schwimmbadbesuch, sonst nützt es ja nichts. Bewegung hat Ihr Arzt Ihnen gegen die Rückenschmerzen verordnet, die vor allem im Bereich der Halswirbelsäule auftreten, doch leider sind die Schmerzen

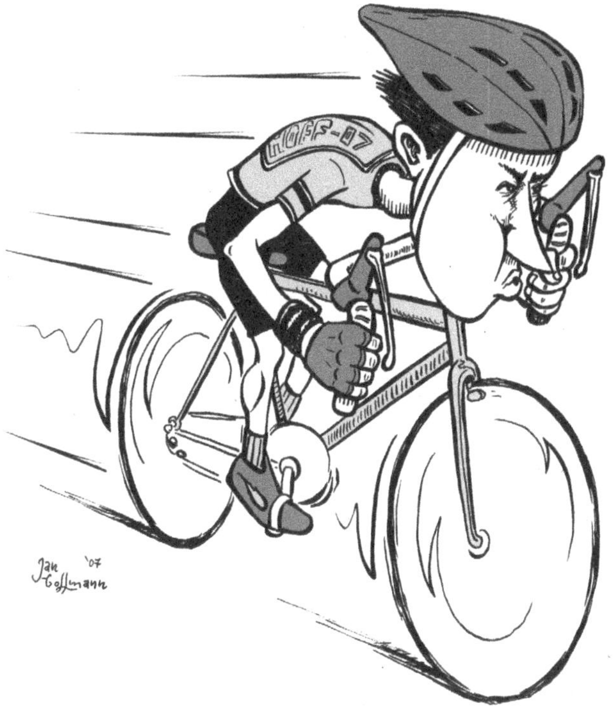

trotz der sportlichen Betätigung nicht abgeklungen, im Gegenteil.

Bewegung ist zwar grundsätzlich gut für die Wirbelsäule, aber nicht jede Art von Sport ist hilfreich für die Wirbelsäule, und schon gar nicht für eine, die bereits durch falsche Alltagsbewegungen geschädigt wurde. Jemand, der seine Halswirbelsäule am Arbeitsplatz stundenlang malträtiert, indem er vorwiegend mit der rechten Hand arbeitet und zusätzlich vielleicht noch ständig auf einen falsch positionierten Computerbildschirm starrt, hat nichts davon, wenn er »zum Ausgleich«

Rennrad fährt. Die Haltung, die der Fahrer eines Rennrads einnehmen muss, ist der, die meistens vor dem Computer eingenommen wird, nämlich sehr ähnlich: Habachtstellung der Halswirbelsäule – schließlich muss man ja auf den Verkehr achten –, nach vorn gebeugter Oberkörper, meist angewinkelte Beine. Dass die Beine in Bewegung sind, reißt kaum was raus, wenn der Rest des Körpers völlig angespannt ist.

Auch das Schwimmen – ein beliebtes Standardrezept bei Wirbelsäulenproblemen – ist nur dann eine echte Wohltat für eine »gestresste« Halswirbelsäule, wenn auf dem Rücken liegend im warmen Wasser geschwommen wird. Brustschwimmen ist eher Gift für eine bereits strapazierte Halswirbelsäule, weil sie auch hier permanent überstreckt wird und in Habachtstellung ist: »Meine Haare könnten nass werden. Ich muss aufpassen, dass ich kein Wasser in die Ohren bekomme. Ich muss den Kopf oben halten, damit ich sehe, wo die anderen schwimmen.« Und vielleicht auch noch: »Ich muss schneller schwimmen als die anderen, muss mehr Bahnen schaffen als sie und überhaupt besser sein als alle.«

Rückenschwimmen in von unten bis oben entspannter Haltung wäre eine echte Alternative zu all dieser Leistungsorientierung: Liegen im warmen Wasser mit den Ohren so weit unter der Wasseroberfläche, dass man die Geräusche der Außenwelt nur noch wie aus weiter Ferne wahrnimmt. Nichts erreichen, nichts kontrollieren wollen. Keine Leistung, nur Entspannung. Arme und Beine müssten sich gar nicht bewegen. Man könnte eine Weile einfach nur »Toter Mann« spielen. Und wenn die Bewegung dann einsetzt, kommt sie wie von selbst und bewegt beide Arme und beide Beine gleichmäßig: Bewegung aus der Ruhe geboren, rechts und links im Gleichgewicht. Blaue Kacheln im blauen Wasser. Blaue Zeit für neue Ideen. Flausen im Kopf.

Flausen im Kopf. Wie klingt das in Ihren Ohren? Nach Leichtsinn vielleicht oder gar nach Verantwortungslosigkeit? Genau das bewirken Flausen im Kopf: einen leichteren Sinn und zeitweilige Freiheit von der Last der Verantwortung. Wer sich Flausen im Kopf gönnt, wird auch die Nackenschläge, die das Leben unweigerlich bringt, leichter ertragen können – einfach weil sein Kopf leichter und sein Nacken biegsamer ist. Flausen im Kopf können Sie sich vorstellen wie Wolken: kleine, leichte Schönwetterwolken und ab und zu eine dicke dunkle Gewitterwolke. Alle fliegen heran und ziehen weiter, und auch das Gewitter ist irgendwann wieder vorbei, wenn wir es nicht gewaltsam festhalten, indem wir ständig darüber klagen, dass die Sonne in genau diesem Moment nicht für uns geschienen hat. Man kann eigentlich davon ausgehen, dass es im Leben eines jeden Menschen genauso viele schöne wie schreckliche Momente gibt. Wer jedoch zu sehr an den schrecklichen Momenten festhält, indem er sein Augenmerk nur darauf richtet und sich in einem fort darüber beklagt, wird die schönen Momente mit Sicherheit verpassen. Solche Menschen gehen häufig mit gesenktem Kopf durch die Gegend und halten ihren Blick auf das unmittelbar vor ihnen Liegende gerichtet, das ihnen wenig attraktiv erscheint. »Ich will nicht mehr«, sagen sie und: »Ich kann nicht mehr.« Eine solche Einstellung lässt uns frühzeitig altern, aber es gibt ein Rezept dagegen: Hin und wieder etwas ganz und gar Unnützes zu tun, etwas, das einfach nur Spaß macht, auch wenn alle anderen es als »Flausen im Kopf« bezeichnen. Weiter vorn in diesem Buch (Seite 30) war vom Stamm der San die Rede. Einer von ihnen antwortete einem Forscher auf die Frage nach seinem Alter: »Ich bin so alt wie alle Enttäuschungen in meinem Leben und so jung wie die schelmischen Gedanken der letzten Nacht« (*Völker rund um die Welt*, Seite 15).

Handeln mit Herz und Verstand – Schultergürtel, Arme und Hände

In früheren Kapiteln dieses Buches haben wir uns intensiv mit den unteren Extremitäten, also mit dem Becken und den Beinen beschäftigt. Ihre Untersuchung und Korrektur ist sozusagen die Basis der Methode Dorn, genau wie Becken und Beine die Basis für die gesamte Statik der Wirbelsäule bilden.

Was sagt der Körper?

Während die unteren Extremitäten – Becken und Beine – sowohl im wörtlichen als auch im übertragen Sinne für unseren Standpunkt und unser Fortkommen im Leben zuständig sind, sorgen die oberen Extremitäten – Schultergürtel, Arme und Hände – für unsere Handlungsfähigkeit. Schultergürtel, Arme und Hände gehören zum Bereich der oberen Brustwirbelsäule. Die Spinalnerven des sogenannten Armgeflechts – das sind die Nerven, die den Hinterkopf, den Nacken, die Schultern, die Arme und die Hände versorgen – entspringen jedoch in der Halsregion (fünfter bis siebter Halswirbel und erster Brustwirbel). Damit liegen die oberen Extremitäten im Einflussbereich sowohl des Herzchakras als auch des Halschakras. Das heißt: Bei allem, was wir tun, sollten Kopf und Herz harmonisch zusammenwirken. Voraussetzung dafür ist jedoch, dass das Herz offen ist und die Extreme im Halschakra ausgeglichen sind. Wenn das nicht der Fall ist, fehlt es uns entweder an Antrieb und Motivation (Depression), was uns handlungsunfähig macht, oder wir neigen zu impulsivem und gewalttätigem Handeln, indem wir zum Beispiel »handgreiflich« werden und uns mit »Brachialgewalt« »Ellbogenfreiheit« verschaffen (Aggression).

Der Schultergürtel

Der Schultergürtel besteht auf jeder Körperseite aus einem Schulterblatt (*Scapula*) und einem Schlüsselbein (*Clavicula*), die über ein relativ flaches, ovales Gelenk miteinander verbunden sind. Das Schlüsselbein ist zusätzlich über ein flaches Gelenk mit dem Brustbein (*Sternum*) verbunden.

Das Schulterblatt ist ein flacher, auf der Innenseite leicht ausgehöhlter, dreiseitiger Knochen, der auf dem Brustkorb aufliegt und sowohl von seiner Form als auch von seiner Lage her an einen Flügel erinnert. Bei herabhängendem Arm sollte die Innenkante des Schulterblatts (*Margo medialis*) parallel zu den Dornfortsätzen der Brustwirbel liegen. Die Schultergräte (*Spina scapulae*), die sich von außen gut ertasten lässt, unterteilt die Fläche des Schulterblatts in einen kleinen oberen und einen großen unteren Teil. Sie beginnt etwa auf Höhe des dritten Brustwirbels, läuft schräg nach oben in Richtung Schulter und endet in einem platt gedrückten Fortsatz, der sogenannten Schulterhöhe (*Acromion*), die wie ein gekurvtes Dach über dem Schultergelenk liegt. Die äußerste Ecke dieses Daches ist von außen deutlich fühlbar. Ein Stück weiter auf der Vorderseite des Körpers endet die Schulterhöhe mit der

Gelenkfläche für das Schlüsselbein. Dieses ist ein S-förmig gebogener Knochen, der am einen Ende gelenkig mit der Schulterhöhe verbunden ist und am anderen mit dem Brustbein.

Eine Verdrehung des Brustkorbs – meist durch einseitige Belastung hervorgerufen – kann bewirken, dass auf der einen Körperseite das Schlüsselbein und auf der anderen das Schulterblatt ein wenig vorsteht. Diese Fehlstellung kann mit der Methode Dorn korrigiert werden.

Was macht der Behandler?

Das Gelenk, welches das Schlüsselbein mit dem Brustbein verbindet, ist – wie schon gesagt – sehr flach und kann daher nur zur Seite verrutschen. Der Behandler drückt mit den Fingern der einen Hand ganz vorsichtig auf dieses Gelenk, während er die andere Hand flach auf das gegenüberliegende Schulterblatt legt und von dort Gegendruck ausübt. Wenn beispielsweise das linke Schlüsselbein vorsteht, steht in der Regel auch das rechte Schulterblatt vor. Der Gegendruck wird also auf das rechte Schulterblatt ausgeübt. Während der gesamten Behandlung pendeln Sie als Patient mit beiden Armen gegenläufig und locker aus dem Schultergelenk heraus.

SELBSTHILFEÜBUNG

Im Anschluss an die Behandlung können Sie die auf Seite 137 beschriebene Selbsthilfeübung für die obere Brustwirbelsäule machen.

Das Schultergelenk

Die Gelenke an den Armen spielen für die Statik der Wirbelsäule zwar keine ganz so große Rolle wie die Beingelenke, können aber ebenfalls erhebliche Probleme verursachen, wenn sie nicht richtig »sitzen«. Daher werden auch sie bei Bedarf nach der Methode Dorn eingerichtet.

Das Schultergelenk verbindet den Oberarmknochen mit dem Schultergürtel, genauer gesagt mit dem Schulterblatt. Die Gelenkpfanne liegt fast senkrecht auf der Außenseite des Schulterblatts und ist wesentlich kleiner als der annähernd kugelförmige Kopf des Oberarmknochens. Das Schultergelenk ist das beweglichste Gelenk des menschlichen Körpers. Es wird nicht von starken Bändern und auch kaum von knöchernen Strukturen eingeschränkt und vor allem von Muskeln gesichert. Der enorme Bewegungsumfang geht natürlich zulasten der Stabilität. Kein Wunder also, dass Luxationen – Verrenkungen, umgangssprachlich als »ausgekugelter Arm« bezeichnet – im Schultergelenk viel häufiger vorkommen als in allen anderen Gelenken. Solche Luxationen führen zu Gelenkspaltvergrößerungen, und wenn die haltenden Muskeln permanent dafür sorgen müssen, dass die Knochen, die sich in einem Gelenk treffen, trotzdem zusammenbleiben, verkrampfen sie natürlich und können ein höchst schmerzhaftes Schulter-Nacken-Syndrom auslösen. Wenn ausgeschlossen ist, dass die Schmerzen nicht von einem verrutschten Halswirbel ausgelöst werden, kann das Schultergelenk nach der Methode Dorn gerichtet werden.

Was macht der Behandler?

Als Patient sitzen Sie möglichst entspannt und mit locker herabhängenden Armen auf einem Stuhl. Der Behandler stellt sich seitlich hinter Sie, und zwar auf die Seite, auf der die Schulter gerichtet werden soll. Wie die Beingelenke müssen auch alle Armgelenke zum Einrichten zunächst auf 90 Grad abgewinkelt werden.

Sie erinnern sich, dass Sie zum Einrichten des Hüftgelenks sowohl das Hüftgelenk als auch das Kniegelenk um 90 Grad abgewinkelt haben. Hier winkeln Sie nun das Ellbogengelenk ab, und der Behandler greift Ihren Arm mit der linken Hand am abgewinkelten Ellbogen und hebt ihn so weit an, bis Oberarm und Brustkorb einen rechten Winkel sowie Oberarm und Schulter eine Gerade bilden. Die rechte Hand des Behandlers liegt derweil auf Ihrer Schulter und stabilisiert diese, während der Arm mit Druck vom Ellbogen in Richtung Schulter nach unten bewegt wird. Die Stabilisierung der Schulter ist erforderlich, damit der vom Ellbogen ausgeübte Druck auch wirklich im Schultergelenk ankommt.

SELBSTHILFEÜBUNG
zum Einrichten des Schultergelenks

Die Selbsthilfeübung wird im Prinzip genauso gemacht wie bereits beschrieben, wenn möglich mit einem Helfer. Es geht aber auch ohne Helfer. Dann können Sie sich die Tatsache zunutze machen, dass sich das Schulterblatt bei Bewegungen des Schultergelenks mitbewegt. Indem Sie das Schulterblatt fixieren, fixieren Sie also auch das Schultergelenk. Wie Sie wissen, kommt es beim Einrichten aller Gelenke darauf an, das Gelenk zunächst auf einen Winkel von 90 Grad zu bringen, es dann zu fixieren und unter Druck wieder gerade zu stellen. Wenn Sie keinen Helfer haben, der das Gelenk von oben fixiert, stellen Sie sich mit dem Rücken an eine Wand und fixieren so das Schulterblatt. Dann strecken Sie einen Arm gerade nach vorn aus und winkeln den Unterarm so an, dass Sie in die Handfläche schauen können. Nun fassen Sie mit der anderen Hand am Ellbogen an, üben Druck in Richtung Schultergelenk aus und bewegen den Arm unter diesem Druck wieder nach unten.

Das Ellbogengelenk

Das Ellbogengelenk ist ein zusammengesetztes Gelenk. Es verbindet den Oberarmknochen mit den Unterarmknochen, Elle und Speiche, und schließt auch das obere Gelenk zwischen Elle und Speiche ein. Fehlbelastungen dieses Gelenks – unter anderem durch das Bedienen einer Computermaus – können den sogenannten Tennisarm verursachen. Ellbogenluxationen kommen sehr häufig vor. Glücklicherweise kann das Gelenk nach der Methode Dorn schnell und problemlos wieder eingerichtet werden.

Was macht der Behandler?

Zum Einrichten des Ellbogengelenks stellt der Behandler zunächst einen rechten Winkel zwischen dem betreffenden Ober- und Unterarm her und fixiert das Ellbogengelenk mit einer Hand. Dann übt er mit der anderen Hand Druck auf das Ellbogengelenk aus und stellt den Arm unter diesem Druck wieder gerade.

SELBSTHILFEÜBUNG
zum Einrichten des Ellbogengelenks

Lehnen Sie sich mit dem Oberarm gegen eine Wand oder eine andere Fläche, die nicht nachgibt, und winkeln Sie den Unterarm so an, dass Sie in Ihre Handfläche schauen können. Unterarm und Oberarm bilden einen Winkel von 90 Grad. Nun legen Sie die andere Hand möglichst nah am Ellbogen auf den Unterarm und drücken diesen nach unten, bis der Arm wieder in der Geraden hängt.
Sie können diese Übung – sie funktioniert im Prinzip wie die Selbsthilfeübung für das Kniegelenk (siehe Seite 70) – auch im Sitzen machen:
Legen Sie den Arm, an dem Sie das Ellbogengelenk einrichten wollen, vor sich auf eine entsprechend hohe, aber nicht allzu harte Unterlage, zum Beispiel einen Tisch oder ein verstellbares Bügelbrett, und zwar so, dass die Handfläche nach oben weist. Winkeln Sie nun den Unterarm an, und achten Sie darauf, dass Sie dabei in Ihre Handfläche schauen. Der Winkel zwischen Unterarm und Oberarm muss auch hier wieder 90 Grad betragen. Üben Sie nun mit der anderen Hand Druck auf das Ellbogengelenk aus und legen Sie den Arm unter diesem Druck gerade ab.

Das Handgelenk

Das Handgelenk ist ein relativ kompliziertes Gebilde aus mehreren Teilgelenken, auf deren Bau ich nicht näher eingehen will, weil das wahrscheinlich nur verwirren würde. Hier geht es um das Teilgelenk, welches die beiden Unterarmknochen Elle und Speiche mit den Handwurzelknochen verbindet. Dieses Gelenk – ein Eigelenk – kann nach oben, nach unten und zu beiden Seiten bewegt werden, wobei der Bewegungsumfang vor allem durch den Bau der beteiligten Knochen eingeschränkt wird. Dieses Gelenk geht äußerst selten in Fehlstellung.

Zu den bekanntesten Problemen im Bereich des Handgelenks gehören Sehnenscheidenentzündungen und das Karpaltunnelsyndrom, das sich in Taubheitsgefühlen und Kribbeln in den Fingern bemerkbar macht. Personen, die darunter leiden, wachen oft mitten in der Nacht auf, weil sie das Gefühl haben, ihre Hand sei eingeschlafen. Beide Probleme treten zwar im Handgelenk auf, werden nach der Methode Dorn aber nicht dort behandelt, sondern durch Einrichten des ersten Brustwirbels.

SELBSTHILFEÜBUNG
zum Einrichten des Handgelenks

Die Korrektur des Handgelenks empfiehlt sich nach Überbelastungen aller Art, etwa durch schwere körperliche Arbeit, aber auch durch langes Arbeiten am Computer.

Die Normalstellung des Handgelenks ist die, bei der die Längsachse des Mittelfingers eine Gerade mit dem Unterarm bildet. Aus dieser Stellung heraus winkeln Sie die Hand um etwa 90 Grad nach unten ab. Dafür müssen Sie mit der anderen Hand ein wenig nachhelfen. Umfassen Sie die Finger der nach unten hängenden Hand nun mit der anderen und stellen Sie das Gelenk wieder gerade, während Sie Druck von den Fingern in Richtung Handgelenk ausüben.

Die Fingergelenke

Für das Einrichten der Fingergelenke gelten dieselben Regeln wie für das Einrichten aller anderen Gelenke. Aus der Normalstellung wird der Finger am Gelenk bis auf 90 Grad abgewinkelt und dann mit Druck in Richtung Gelenk wieder gerade gestellt.

Das Daumengrundgelenk spielt insofern eine besondere Rolle, als es beweglicher ist als die anderen Fingergelenke und auch sehr viel anfälliger für Verletzungen, vor allem bei Menschen, die körperlich arbeiten oder bestimmte Sportarten ausüben. Eine typische Verletzung des Daumengrundgelenks ist ein Bänderriss, der dadurch verursacht wird, dass bei einem Sturz oder einer falschen Bewegung ein Gegenstand sozusagen aus der Hand gehebelt wird. Weil das am häufigsten beim Skifahren passiert, spricht man auch vom Skidaumen. Doch auch wenn die Bänder nicht gleich reißen, kommt es häufig vor, dass sie durch zu hohe Beanspruchung und falsche Bewegungen überdehnt werden. Das hat auf Dauer zur Folge, dass sich die Gelenke lockern.

SELBSTHILFEÜBUNG
zum Einrichten des Daumengrundgelenks

Korrigieren Sie zunächst die ersten beiden Daumengelenke wie oben beschrieben: Aus der Normalstellung wird der Finger am Gelenk bis auf 90 Grad abgewinkelt und dann mit Druck in Richtung Gelenk wieder gerade gestellt. Bilden Sie dann zwischen Daumen und Zeigefinger einen Winkel von 90 Grad. Das heißt, Sie spreizen den Daumen so weit wie möglich von der Handfläche ab. Fixieren Sie das zweite Daumengelenk mit der anderen Hand, üben

Sie Druck in Richtung Daumengrundgelenk aus und bewegen Sie den Daumen unter diesem Druck zurück in die Normalstellung – seitlich an der Handfläche anliegend.

Sich selbst den Rücken stärken – sieben goldene Regeln

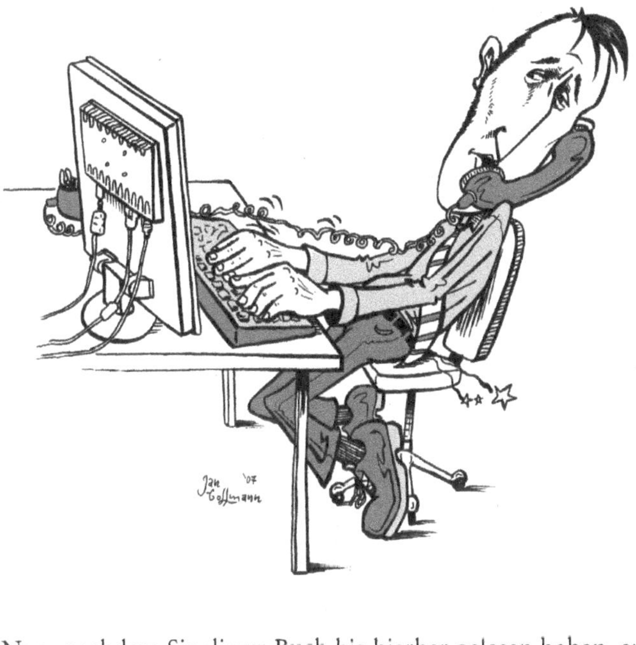

Nun, nachdem Sie dieses Buch bis hierher gelesen haben, erkennen Sie vermutlich auf den ersten Blick, was dieser Mann – nennen wir ihn mal Herr Meier – falsch macht. Wenn er das, was er hier tut, öfter macht, gewohnheitsmäßig gar, wird er früher oder später unter Rückenschmerzen leiden und dann vielleicht einen Dorn-Behandler aufsuchen. Der wird ihm am Ende der Behandlung einen Hausaufgabenzettel mitgeben, auf dem zum Beispiel steht: »Bildschirm gerade ausrichten, Knie nicht zu weit nach hinten beugen, Telefonhörer nicht zwischen Kopf und Schulter klemmen, Oberkörper im Sitzen aufrichten.«

Dieser Zettel klebt nun an Herr Meiers Badezimmerspiegel, und jeden Morgen nimmt er sich vor, all das zu tun und zu lassen. Leider ertappt er sich im Laufe des Tages immer wieder dabei, dass er beim Telefonieren den Hörer zwischen Kopf und Schulter klemmt. Er tut das nicht, weil er es unbedingt tun muss. Es ist keineswegs Teil seines Arbeitsauftrags, gleichzeitig zu telefonieren und zu schreiben. (Würde er beispielsweise in einer Bestellabteilung oder bei der Telefonauskunft arbeiten, hätte er wahrscheinlich ein Headset auf dem Kopf und beide Hände frei zum Schreiben.) Nein, Herr Meier betreibt das, was man Multitasking nennt: Er tut mehrere Dinge gleichzeitig und dabei keines richtig. Er weicht aus und wendet sich ab – sowohl von seiner Arbeit als auch von seinem Gesprächspartner (der das zwar nicht sieht, aber wahrscheinlich merkt) – und ist ganz woanders. Und wo ist er? Wo auch immer, in seinem Körper jedenfalls nicht und im gegenwärtigen Moment auch nicht. Vermutlich im Nirgendwo seiner Gedanken und unbewussten Gefühle. Kein Wunder also, dass er gar nicht merkt, wie er da sitzt und damit seinen armen Körper peinigt. Spüren wird er das erst viel später, nämlich nach Feierabend. Da könnte er sich dann eigentlich entspannen, wenn er nur nicht solche Rückenschmerzen hätte ...

Wenn Sie erreichen wollen, dass sich Ihre Körperhaltung nach einer Dorn-Behandlung dauerhaft verbessert, sollten Sie im Alltag ein paar Regeln einhalten – auf der rein körperlichen, aber auch auf der eher seelisch-geistigen Ebene. Denn erst wenn alle Ebenen zusammenwirken, kann sich das, was durch eine Behandlung nach der Methode Dorn angestoßen wurde, auf Dauer in Ihrem Körper etablieren.

Regel Nummer 1: Muskeln nicht unnötig anspannen

Die meisten Rückenschmerzen entstehen dadurch, dass einzelne Rückenmuskeln unbewusst zu stark angespannt werden. Das führt zu bleibenden Verspannungen, meist auf nur einer Körperseite. Dieses Problem lässt sich nicht durch reine Kräftigungsübungen beheben, wie man sie beispielsweise an Geräten im Fitnessstudio machen kann. Mit anderen Worten: Es würde einem Menschen wie Herrn Meier gar nichts bringen, nach der Arbeit in die »Mucki-Bude« zu eilen und dort ebenso »bewusstlos« zu trainieren wie er im Büro arbeitet, denn damit würde er seine Verspannungen im ungünstigsten Fall noch zementieren. Für ihn wären eher Entspannungsübungen oder sanfte Körperübungen angesagt, zum Beispiel Yoga, Tai Chi, Qi Gong oder Pilates. Diese Übungen vermitteln ein gutes Körpergefühl, und das ist es, was man vor allem braucht, um Regel Nummer 1 wirklich befolgen zu können. Im Fall von Herrn Meier heißt das: Wenn er wieder einmal so sitzt, wie er oben sitzt, sollte ihm möglichst schnell auffallen, dass er beispielsweise

- enorm viel Muskelkraft im Rücken und in den Beinen aufwenden muss, um nicht vom Stuhl unter den Tisch zu rutschen;
- dass er viele Muskeln im Bereich des Schultergürtels und

des Nackens anspannen muss, um den Hörer dort zu halten, wo er ist;
- dass er Muskeln im Gesicht anspannen muss, um die Stirn in so sorgenvolle Falten legen zu können,
- und dass er all das auch lassen könnte, weil es der Sache (seiner Arbeit zum Beispiel) gar nicht dient.

Um es besser zu machen, könnte er nun Regel Nummer 2 befolgen. Und auch Sie können ausprobieren, wie sich die Anwendung dieser Regel auf Ihre Sitzhaltung auswirkt.

Regel Nummer 2: Mit vier rechten Winkeln sitzen

Die Knochen, die Sie spüren, wenn Sie aufrecht und ziemlich weit vorn, also fast auf der Kante eines harten Stuhls sitzen, heißen Sitzbeine – Knochen, auf denen man sitzt. Und wenn Sie Ihre Sitzbeine spüren, sitzen Sie auch schon fast richtig. Dann müssen Sie nämlich nur noch für die vier rechten Winkel sorgen. Das heißt von unten nach oben:
- Die flach auf dem Boden stehenden Füße bilden mit den Unterschenkeln einen Winkel von 90 Grad.
- Unterschenkel und Oberschenkel bilden im Kniegelenk einen Winkel von 90 Grad.
- Oberschenkel und Unterbauch bilden im Hüftgelenk einen Winkel von 90 Grad.
- Hals und Kinn bilden einen Winkel von 90 Grad.

Nun brauchen Sie die Füße eigentlich nur noch mit etwas Muskelkraft in den Boden zu drücken, und schon spüren Sie, dass sich Ihre Wirbelsäule wie von selbst aufrichtet.

Regel Nummer 3: Wirbelsäule aufrichten

Stellen Sie sich vor, Ihre Wirbelsäule sei ein Bogen, der sanft schwingend zwischen Beckenboden und Scheitel aufgespannt ist (siehe Seite 37). Dieser Bogen wird allein durch Zug und Druck aufrecht gehalten, wobei der Druck von unten kommt – die Muskeln des Beckenbodens üben ihn aus – und der Zug von oben. Den Zug von oben können Sie sich vergegenwärtigen, indem Sie sich zum Beispiel vorstellen, Sie würden von einem unsichtbaren Faden am Scheitel nach oben gezogen. Den leichten Druck von unten können Sie selbst ausüben, indem Sie die Füße wie oben beschrieben gegen den Boden drücken. Dabei spannt sich der Beckenboden ein wenig an und die Wirbelsäule richtet sich auf. Auf diese Weise sitzen Sie automatisch gerade und nicht etwa im Hohlkreuz, was oft der Fall ist, wenn Menschen vom Kopf gesteuert gerade sitzen, beispielsweise weil sie irgendwann gelernt haben, dass man sich beim Sitzen »gerade halten« muss.

Sie können Ihre Wirbelsäule natürlich auch im Stehen oder Gehen längen, indem Sie den Beckenboden ein wenig anspannen und sich gleichzeitig vorstellen, Sie würden von einem unsichtbaren Faden nach oben gezogen. Es gibt zahlreiche Übungen für den Beckenboden, aber was ich hier meine, ist weniger eine Frage der Technik als des Körpergefühls. Während Sie »den Bogen spannen« und sich aufrichten, stellen Sie sich vor, dass Sie Ihrer Wirbelsäule eine feste Basis geben, von der aus sie ganz leicht nach oben streben kann.

Regel Nummer 4: In Bewegung bleiben

Bisher haben wir fast nur vom richtigen Sitzen gesprochen, was natürlich nicht heißt, dass Sie stundenlang sitzen sollen. Das gilt übrigens für alle Körperhaltungen und für alle Arbeiten. Wir sind nicht dafür gemacht, eine bestimmte Haltung zu lange einzunehmen, weder bei der Arbeit am Schreibtisch noch beim Bügeln, beim Bettenmachen, beim Geschirrspülen, beim Umtopfen der Zimmerpflanzen und was Ihnen sonst noch einfallen mag. Nichts davon sollten Sie stundenlang machen. Wechseln Sie ab. Nehmen Sie öfter mal eine andere Körperhaltung ein.

»Und wenn ich nun mal den ganzen Tag am Schreibtisch sitzen muss?« Niemand *muss* den ganzen Tag am Schreibtisch sitzen. Sie können auch mal im Stehen telefonieren oder sogar im Gehen, wenn Sie ein schnurloses Telefon haben. Und selbst wenn Sie der Chef sind, könnten Sie zwischendurch aufstehen und zur Abwechslung vielleicht mal selbst Kaffee kochen, statt Ihre Sekretärin zu bemühen. Wie gesagt: Sie könnten das tun. Sie müssen natürlich nicht!

Regel Nummer 5:
Rechts und links ins Gleichgewicht bringen

Meiner Erfahrung nach liegen die Ursachen für Wirbelsäulenprobleme bei 90 bis 95 Prozent aller Patienten in extremer Einseitigkeit. Extreme Einseitigkeit bedeutet in der Regel übertriebene Rechtshändigkeit oder noch allgemeiner: zu starke Orientierung zur rechten Körperseite. Linkshänder haben meist deshalb weniger Rückenprobleme, weil sie von Kindheit an auch auf Rechtshändigkeit konditioniert werden. Selbst wenn sie in der Schule oder von den Eltern nicht zum Schreiben mit der rechten Hand gezwungen werden, kommen sie immer wieder in die Verlegenheit, mit Werkzeugen oder anderen Gerätschaften hantieren zu müssen, die eigentlich für Rechtshänder gemacht sind. Fazit: Linkshänder sind so gut wie nie extreme Linkshänder, sondern eher »Beidhänder«. Rechtshänder hingegen sind nicht selten völlig aufgeschmissen, wenn sie mal gezwungen sind, nur die linke Hand zu benutzen.

Dabei lässt sich natürlich auch Linkshändigkeit erlernen. Ich hatte eine Klassenkameradin, deren rechte Hand nach einer Polioerkrankung gelähmt war. Als sie wieder in die Schule kam, musste sie neu schreiben lernen – mit links. Und sie lernte es so gut, dass sie schon bald mit der linken Hand schöner schreiben konnte, als sie je mit der rechten geschrieben hatte.

Wenn Ihre Rückenschmerzen durch extreme Rechtshändigkeit verursacht wurden, sollten Sie sich selbst ein wenig »auf Linkshändigkeit« trainieren. Gewöhnen Sie sich an,

- sich über die rechte Schulter umzuschauen,
- sich nach links zu strecken (wenn Sie beispielsweise Äpfel vom Baum pflücken),

- Taschen rechts oder, noch besser, beidhändig zu tragen (Das gilt für schwere Einkaufstaschen ebenso wie für Handtaschen, die man mit einem Riemen über der Schulter trägt.),
- sich nach links zu bücken (um Dinge vom Boden aufzuheben),
- auf der rechten Seite zu liegen/zu schlafen.

Schwer? Nein, so schwer ist das gar nicht, denn der Körper lernt erstaunlich leicht. Wenn Sie beispielsweise merken, dass Sie einen Gegenstand schon wieder mit der rechten Hand aufgehoben haben, lassen Sie ihn einfach wieder fallen und heben ihn noch einmal mit der linken auf. So machen Sie es mit allen oben genannten Bewegungen. Am schwersten wird es Ihnen anfangs wahrscheinlich fallen, auf der ungewohnten Seite einzuschlafen. Geben Sie nicht auf. Auch in diesem Punkt kann man dazulernen.

Regel Nummer 6: Nicht nur Pflicht, auch Kür!

Blättern Sie noch einmal zurück auf Seite 55 f. und überlegen Sie, ob Aktivität und Passivität, Fleiß und Faulheit, Müssen und Mögen, Wirklichkeit und Wünsche, Pflicht und Kür in Ihrem Leben im Gleichgewicht sind.

- Kommen Sie vor lauter Pflichtbewusstsein gar nicht mehr dazu, etwas zu genießen? Machen Sie sich zum Sklaven der Technik, der rund um die Uhr erreichbar ist und überhaupt nicht mehr abschalten kann?
- Sprechen Sie häufig vom Ernst des Lebens?
- Glauben Sie, dass man etwas leisten muss, wenn man in der heutigen Welt bestehen will?

Oder

- Machen Sie grundsätzlich nur, was Ihnen Spaß macht?
- Lehnen Sie Leistungsdruck generell ab?
- Haben Sie einfach keine Lust, sich anderen gegenüber durchzusetzen und Ihre Interessen zu vertreten?

Beide Extreme sind keine gute Lösung. Wenn Sie eine oder alle der ersten Fragen mit Ja beantwort haben, sind Sie vermutlich eher Rechtshänder, und die Fähigkeiten der linken Gehirnhälfte spielen eine größere Rolle in Ihrem Leben: analytisches Denken, das Intellektuelle und Abstrakte, das Reden, Sprechen und Lesen. Diese Gehirnhälfte arbeitet nach dem Sequenzprinzip. Das heißt, Einheiten werden in kleine Einzelteile aufgeteilt, analysiert, geordnet und wieder zusammengesetzt.

Wenn Sie die Fragen der zweiten Gruppe mit Ja beantwortet haben, spielt die rechte Gehirnhälfte und vielleicht auch die linke Körperseite eine größere Rolle in Ihrem Leben. (Vielleicht sage ich, weil extreme Linkshänder so selten sind, wie oben schon erwähnt wurde.) Die rechte Gehirnhälfte kümmert sich nicht um Details, sondern sieht das ganze Bild. Sie arbeitet nach dem Simultanprinzip. Kreativität, Intuition und Gefühle sind eher hier angelegt.

Nun sagen eher »rechtshirnige« Menschen vielleicht: »Ist doch prima. Bin ich eben kreativ und gefühlsbetont.« Und »linkshirnige« sagen: »Ich bin eben ein analytischer Mensch. Gefühle und Intuition sind nicht meine Stärken.«

Doch das wäre zu kurz gedacht. Wir brauchen nämlich beide Gehirnhälften und all diese Fähigkeiten, um ganze Menschen zu sein und uns des Lebens freuen zu können. Sogar wenn Sie abends zur Entspannung ein bisschen Musik hören wollen, brauchen Sie beide Gehirnhälften: Melodien nehmen Sie mit der rechten wahr, Rhythmen eher mit der linken. Erstaunlich, nicht wahr? Hätten Sie den Rhythmus nicht eher dem Herzen und dem Gefühl und damit der rechten Gehirnhälfte zugeordnet? Als Beweis dafür, dass es anders ist, kann unter anderem die Tatsache gewertet werden, dass die meisten Nichtmusiker ein rhythmisches Muster mit der rechten Hand klopfen, während sie den einfacheren Grundschlag mit der linken schlagen (vgl. Jourdain, Seite 193).

Kurzum: Wir brauchen beide Gehirnhälften und beide Körperseiten, um ganz und im Lot zu sein. Und da die meisten von uns ihre linke Gehirnhälfte und ihre rechte Körperseite zu stark betonen, gilt die Regel: auch mal was für das rechte Gehirn tun! Oder eben für beide Gehirnhälften. Aus eigener Erfahrung kann ich zum Beispiel das Musikmachen empfehlen. Es aktiviert mehrere Sinne und beide Gehirnhälften gleichzeitig, und in der Regel braucht man auch beide Hände dazu. Ich selbst spiele seit meiner Kindheit Klavier und war seit meinem zwölften Lebensjahr als aktiver Musiker auf der Bühne, später auch mit anderen Instrumenten wie Akkordeon, Gitarre und Harmonium.

Regel Nummer 7: Sport treiben, aber richtig

Ich sagte es schon weiter vorn: Nicht jede Art von Sport ist hilfreich für die Wirbelsäule, und schon gar nicht für eine, die bereits durch falsche Alltagsbewegungen geschädigt wurde. Andererseits ist Bewegung in den meisten Fällen sehr viel besser für die Wirbelsäule als Ruhe.

Wenn Sie bereits seit früher Jugend eine bestimmte Sportart betreiben, können Sie diese in der Regel auch weiterhin ausführen – vorausgesetzt es ist nicht gerade diese Sportart, die Ihnen Ihre Wirbelsäulenprobleme eingebracht hat. Sollten Sie sich erst durch Ihre Probleme veranlasst sehen, mit Sport anzufangen, dann wählen Sie am besten eine einfache Ausdauersportart wie Wandern, Skilanglauf, Radfahren oder Schwimmen.

Manche Sportarten sind bei Wirbelsäulenproblemen nicht zu empfehlen, zum Beispiel Kunstturnen, Streching im Rahmen eines Gymnastikprogramms (bei Hypermobilität, Bandscheibenproblemen und nach einer Dorn-Behandlung verboten!), Tennis (reflexartige Bewegungen, häufiges Überstrecken und Drehen der Wirbelsäule), Golf (häufige Drehungen des Rumpfes) und natürlich sogenannte Extremsportarten. Generell gilt: Wählen Sie die Sportart, die Ihnen gut tut, und nicht die, die vielleicht gerade »in« ist. Das Wichtigste beim Sport und bei allem, was Sie tun, ist, dass Sie mit Spaß dabei sind. Ihre Wirbelsäule wird es Ihnen danken.

Literatur

Anatomie-Atlas. Aufbau und Funktionsweise des menschlichen Körpers, Dorling Kindersley, München 2002

Frater Michael Bauer: *Die Seele läuft mit. Die meditative Laufschule für Fitness und innere Harmonie*, Integral, München 2007

Cerny, I. V.: *Akupunktur ohne Nadeln*, Hermann Bauer, Freiburg 1984

Der Gesundheits-Brockhaus. Kursbuch Mensch, Brockhaus, Mannheim 2001

Dieter Dorn / Gerda Flemming: *Heilen mit der Methode Dorn. Das Praxisbuch für die sanfte Behandlung von Rücken und Gelenken*, Lüchow, Stuttgart 2003

Gerda Flemming: *Die Methode Dorn. Eine sanfte Wirbel- und Gelenktherapie*, Aurum, Braunschweig, 4. Auflage 1999

Carl-Hermann Hempen: *dtv-Atlas Akupunktur*, DTV, München, 7. Auflage 2006

Elly Hoekstra / Doke van der Neer: *Ismakogie. Anmut, Schönheit, Vitalität, Entspannung – die spielerische Bewegungslehre für den Alltag*, Oesch, Zürich 2004

Robert Jourdain: *Das wohltemperierte Gehirn. Wie Musik im Kopf entsteht und wirkt*, Spektrum, Heidelberg, Berlin 2001

Horst Krohne: *Das Hausbuch der Geistheilung. Soforthilfe bei Alltagsbeschwerden, Unfällen und chronischen Leiden*, Ansata, München 2005

Lexikon der östlichen Weisheitslehren, O. W. Barth, München 1986

Samy Molcho: *Körpersprache*, Mosaik, München 1994
Desmond Morris: *Der Mensch, mit dem wir leben*, Droemer Knaur, München 1978
Frank H. Netter: *Orthopädie*, Thieme, Stuttgart 2001
ÖKO-TEST Kompakt Rücken, ÖKO-TEST Verlag, Meckenheim, August 2006
Werner Platzer: *Taschenatlas der Anatomie, Band 1: Bewegungsapparat*, Thieme, Stuttgart, 8. Auflage 2003
Pschyrembel: *Klinisches Wörterbuch*, de Gruyter, Berlin, New York, 258., neu bearbeitete Auflage, 2014
Klaus Renn: *Dein Körper sagt dir, wer du werden kannst. Focusing – Weg der inneren Achtsamkeit*, Herder, Freiburg, 3. Auflage 2006
Simmel, Liane: *Tanzmedizin. Arbeitsplatz Tanz*, Broschüre der Unfallkasse Berlin, o.J.
Stefan Spies: *Authentische Körpersprache*, Hoffmann und Campe, Hamburg, 3. Auflage 2006
Hans Tilscher: *Die Wirbelsäule der Frau. Gesundheit. Belastungen. Ausgleich*, Verlagshaus der Ärzte, Wien 2005
Klaus-Peter Valerius et al.: *Das Muskelbuch. Anatomie. Untersuchung. Bewegung*, KVM, Marburg, 2. Auflage 2006
Swami Vishnudevananda: *Das große illustrierte Yoga-Buch*, Aurum, Freiburg 1975
Völker rund um die Welt, Uitgeverij Het Spectrum, Amsterdam/Utrecht 1980
Vollmer: *Wörterbuch der Mythologie aller Völker*, Hoffmann'sche Verlagsbuchhandlung, Stuttgart 1874

Adressen

Informationen über Kurse und Übungstage sowie über von Dieter Dorn ausgebildete Anwender finden Sie unter:

Schulungshaus Dorn/Groß
Günther Groß
Spiesberg-Beund 12
D-88279 Amtzell
Tel. 00 49 (0) 75 20-92 31 95
Fax: 00 49 (0) 75 20-92 32 24
www.schulungs-haus-dorn-gross.de

Fitnessstudio Body-Fit
Robert Maier
Kemptener Straße 42
D-87634 Obergünzburg
Tel. 00 49 (0) 83 72-76 82
E-Mail: info@fitness-bodyfit.de
www.fitness-bodyfit.de